DU ROLE

DES

EAUX MINÉRALES SULFUREUSES

DANS LE TRAITEMENT

DES MALADIES VÉNÉRIENNES

PAR

M. LE Dʳ PERY

médecin-adjoint de l'hôpital Saint-André de Bordeaux
médecin-consultant à Bagnères-de-Luchon.

BORDEAUX

IMPRIMERIE G. GOUNOUILHOU
11, RUE GUIRAUDE, 11

1868

DU ROLE

DES

EAUX MINÉRALES SULFUREUSES

DANS LE TRAITEMENT

DES MALADIES VÉNÉRIENNES

PAR

M. LE Dr PERY

médecin-adjoint de l'hôpital Saint-André de Bordeaux,
médecin-consultant à Bagnères-de-Luchon.

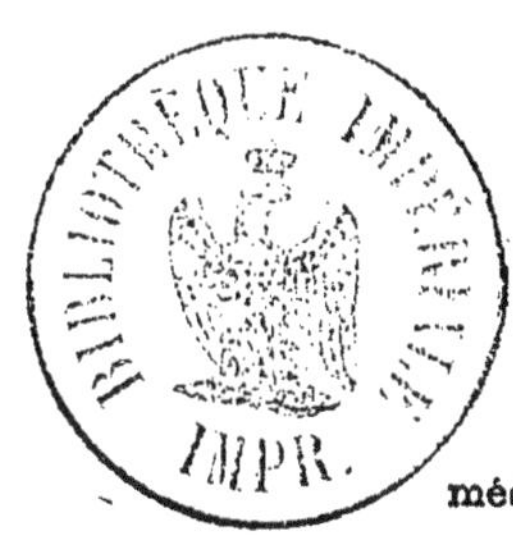

———

BORDEAUX

IMPRIMERIE G. GOUNOUILHOU

11, RUE GUIRAUDE, 11

—

1868

DU ROLE

DES

EAUX MINÉRALES SULFUREUSES

DANS LE TRAITEMENT

DES MALADIES VÉNÉRIENNES.

Nous ne pensons pas, ni ne voulons faire croire
que nos eaux guérissent les maux vénériens.
(BORDEU, *Mal. chron.*).

Le titre de ce travail et la phrase de Bordeu qui lui sert d'épigraphe, permettent de prévoir quel en est l'esprit. Il me semble donc inutile de le faire précéder d'une préface, et il me suffira d'expliquer en quelques mots le plan que j'ai suivi.

Ce Mémoire comprend trois parties : la première renferme l'historique de la question et l'analyse des travaux qui ont précédé celui-ci; la seconde est l'exposé de la question envisagée sous ces divers aspects; la troisième, enfin, est un résumé de tous les faits que j'ai observés, les plus intéressants d'entre eux étant reproduits plus en détail.

PREMIÈRE PARTIE.

HISTORIQUE.

Fracastor est le premier auteur qui ait fait allusion aux propriétés des eaux sulfureuses, et dans son fameux poème sur la syphilis imprimé en 1546, on trouve les vers suivants :

> Illa ego, quæ venas per montis hiantes
> Callirhoe, haud ignota tuæ fumantia mitto
> Sulfura.

En 1622, Cabias, dans ses *Merveilles des bains d'Aix en Savoie,* s'exprime ainsi, page 146 :

« Pour la vérole, elle peut être non moins médicamentée
» par nos eaux que par les diaphorétiques desquels nous
» avons coutume d'user, et pourvu qu'on ait été auparavant
» purgé et fait quelque chose de diète convenable à cette
» infirmité. Alors, les bains, par leurs qualités résolutives,
» résoudront et ramolliront les reliquats que cette impure
» maladie laisse aux parties intérieures. Le phlogosis viru-
» lent de la vérole est tellement attaché parmi les jointures,
» que si on n'a quelque chose qui le puisse résoudre, diffici-
» lement en guérit-on ; les eaux de nos bains y seront puis-
» santes, pourvu que déjà le venin de la matière vérolique y
» soit éteint par les remèdes salutaires de la médecine.
» Autrement, tant s'en faut que les bains soient utiles à ce
» mal ; qu'au contraire, irrité par la chaleur, il se renforcera et
» tourmentera plus qu'auparavant celui qui l'aura... Que per-
» sonne donc ne s'abuse célant aux médecins les jeux véné-
» riens où ils ont gagné cette infortunée maladie, et qu'ils ne
» songent de prétexter leur sciatique, goutte ou défluxion en
» une cuisse, jambe ou genou, du trop violent exercice de la
» chasse, de l'injure et rigueur de l'air, ou trop grande
» abondance d'humeurs, car, cachant le serpent de la vérole

» sous l'herbe, ils en sont rigoureusement piqués et traités;
» ils ne doivent adresser leurs plaintes qu'à eux, et non blâ-
» mer les médecins, qui, véritablement instruits, ne man-
» queraient pas de leur donner de bons avis et prescrire des
» remèdes convenables à la guérison de leur mal. »

En 1680, Sydenham disait en parlant du traitement de la gonorrhée :

« Mais on doit éviter les eaux minérales, car, par leurs
» qualités astringentes, elles retiennent certainement dans
» le corps, et y fixent les restes du virus qui auraient dû être
» évacués. Aussi, j'ai souvent observé que quand on buvait
» ces eaux dans le commencement ou dans l'état de la
» maladie, elles causaient des tumeurs du scrotum, et que
» quand on les buvait à la fin de la maladie, elles produi-
» saient des symptômes encore plus fâcheux, par exemple
» des caroncules de l'urètre. Voilà ce que j'avance hardiment,
» malgré l'usage où l'on est aujourd'hui de donner assez
» souvent les eaux minérales dans la gonorrhée. »

Dans son ouvrage intitulé : *Thésaurus medico-praticus,*
publié en 1690, Bonet, tome III, page 507, cite le passage
suivant de Plater :

« Sed et thermarum quarumdam potenter exsiccantium
» usum incertis hujus speciebus convenire aliqui docent,
» quas tamen nullo modo juvare, sed plurimum nocere,
» sœpè observavimus : nisi fortè hisce vel aliis balneis post
» curam exactè absolutam, ad refectionem aliquam corporis,
» usu tot medicamentorum defatigati et membris robur
» addentium uti velimus, tuncque prioribus artificialibus
» balneis quæ artubus appropriata sunt velut ivam et similia
» addimus. » (PLATERUS).

Plus loin, page 519, à l'article *Gonorrhée*, Bonet dit :
« Denique ut omnes latentis ulceris reliquiæ in partibus
» genitalibus eximantur, aquarum mineralium potus impe-

» randus est, ut vitriolarum præsertim et ferruginosarum,
» quales sunt Vallenses et Camerenses, quæ mira præstant
» ad ulcerum internorum a qualicumque causa ortum duxe-
» rint. »

Si nous résumons l'état de la question au commencement
du xviiie siècle, nous voyons que dans le xvie les propriétés
des eaux sulfureuses dans la syphilis avaient été entrevues
par Fracastor, que Cabias, dans le xviie, avait reconnu
l'action aggravante des eaux chez les syphilitiques qui
n'avaient pas subi de traitement antérieur, et leur action
favorable dans le cas contraire. Sydenham en proclame les
mauvais effets dans la gonorrhée; Plater confirme ce que
nous a déjà appris Cabias, et enfin Bonet reconnaît l'utilité
des eaux ferrugineuses et vitriolées dans la gonorrhée.

Dans un livre sur la recherche des eaux de Cauterets et la
manière d'en user, publié en 1714, Borie s'exprime ainsi,
page 113 :

« Dans les gonorrhées invétérées, ou pertes de semence
» involontaires, parce qu'elles sont propres à donner du
» ressort aux vaisseaux séminaires où à déterger l'ulcère de
» ces parties qui sont les causes de cette maladie, il faut
» user des eaux de La Raillière.

» Dans les gonorrhées virulentes, ou chaude-pisses, parce
» qu'elles sont propres à adoucir l'acrimonie de la lymphe
» nourricière et à déterger l'ulcère des prostates; mais avant
» d'en entreprendre l'usage, il faut bien prendre garde qu'on
» ait fait précéder une assez longue suite de remèdes anti-
» vénériens, car autrement les eaux ne manqueraient point
» de resserrer le virus dans le sang, d'enfermer, comme on
» le dit, le loup dans la bergerie, et de donner lieu par ce
» moyen à de plus grands désordres. Le sage Barbeyrac
» méprisait cette précaution, et l'on trouve dans son *Traité*
» *des formules* qu'il n'y avait aucun égard. Cependant, la

» chose est fort délicate; on ne doit jamais donner aucune
» espèce d'avantage à ces maladies : les événements en sont
» toujours à craindre, et Sydenham en parle de manière à
» nous confirmer dans cette opinion. » (Je l'ai rapporté ci
dessus.)

« Les eaux de La Raillière, dit Borie, feront merveille;
» elles cicatriseront l'ulcère, arrêteront l'écoulement du pus
» et de la semence, et rétabliront la partie balsamique du
» sang que les remèdes antivénériens auront ou détruite ou
» exaltée, lorsqu'on aura pris la susdite précaution.»

En 1738, Fantoni, professeur à l'Université de Turin et
médecin du roi, fit paraître un livre sur les eaux d'Aix, *De
aquis gratianis libellus*. Il pense que ces eaux sont pernicieu-
ses dans toute affection syphilitique, lorsque l'affection est
encore *in acerbitate et fervore;* mais qu'elles sont du plus
grand avantage pour tout reliquat dépendant du virus lui-
même ou de l'abus du mercure, comme douleurs, croûtes,
ulcères, etc.

Dans un traité publié à Londres en 1742, *A treatise of the
nature and powers of Baréges's baths and waters,* Meighan,
après avoir parlé de la cure des tumeurs scrofuleuses par les
eaux de Baréges et les frictions mercurielles, fait observer
que la perspiration constante amenée à la peau empêche la
salivation; puis il entre dans des considérations que je rap-
porterai en entier, malgré leur longueur.

« C'est une juste raison de conclure qu'avec l'application
» convenable des frictions mercurielles, elles (les eaux de
» Baréges) composeront la méthode la plus rapide et la plus
» convenable connue aujourd'hui pour extirper l'infection
» vénérienne. Comme ces eaux, de quelque manière qu'elles
» arrivent dans le corps, tendent aux mêmes bonnes fins
» que cet excellent minéral en diminuant, dissolvant, dépu-
» rant les humeurs visqueuses et coagulées, il s'ensuit sûre-

» ment, qu'employées ensemble et se venant en aide récipro-
» quement, la cure sera plus certaine, plus facile et plus
» prompte.

» Je ne veux pas dire cependant que toute personne qui a
» contracté cette maladie et habite loin de Baréges doit y
» venir pour s'y faire traiter, puisque les malades peuvent
» pour la plupart parfaitement guérir chez eux; mais je
» pense que l'indication de cette ressource peut être utile à
» ceux qui, infectés profondément, ont des nodus, des caries
» osseuses et des carnosités dans l'urètre, ou d'autres symp-
» tômes graves dont la guérison présente ordinairement de
» grandes difficultés, des incertitudes qui doivent engager
» les patients à essayer une médication qui promet tant et
» qui leur donne de l'espoir.

» La méthode que je choisirai dans ce cas consisterait à
» faire usage en même temps des frictions et des bains.
» Ainsi, on ferait une friction convenable aussitôt que le
» malade sortirait du bain, et pour éviter qu'il prît froid, le
» bain pourrait être pris dans la maison, dans une baignoire
» remplie d'eau chaude de la source... Comme j'ai expéri-
» menté la sûreté de cette méthode avec les bains ordinaires
» (ce qui a été fait aussi avec succès par Haguenau, profes-
» seur de Montpellier, et beaucoup d'autres après la publica-
» tion de son ingénieux traité), j'en conclus qu'on obtiendra
» un aussi bon résultat, sinon un meilleur, avec les eaux
» pénétrantes de Baréges, et qu'il en résulterait de grands
» avantages : 1° s'il y avait quelque ulcère à faire suppurer
» ou à maintenir toujours propre; 2° pour accélérer l'exfolia-
» tion des os cariés; 3° pour servir d'injection souveraine
» pour combattre les carnosités urétrales; 4° pour ouvrir les
» pores, diminuer les résistances des solides et des fluides,
» et par conséquent par chaque bain faciliter le passage du
» mercure; 5° cette manière d'employer en même temps les

» deux remèdes diminue la longueur du traitement d'un
» mois ou plus qui est habituellement employé en bains
» préparatoires seulement. La seule différence entre cette
» méthode, et celle que l'on emploie à Montpellier générale-
» ment, est que, dans l'une, les bains et les frictions son
» alternés durant tout le temps du traitement, tandis que,
» dans l'autre, les bains précèdent et cessent lorsqu'on com-
» mence les frictions ; mais toutes les deux tendent au même
» but, extirper le plus sûrement possible l'infection véné-
» rienne sans entraîner les ravages d'une ennuyeuse et
» désagréable salivation purulente, impressionnant désagréa-
» blement tous les sens du malade par l'écoulement fétide
» des ulcères que fait naître l'usage précipité et inconsidéré
» d'un corps aussi important que le mercure, et sans pro-
» duire le ferment destructeur qui, engendré dans les
» humeurs agitées, s'exhale dans toutes les parties de la
» bouche. Cette agréable méthode, dis-je, réclame à tous
» égards la préférence la plus absolue sur la cruelle saliva-
» tion, car, par elle, il n'y a ni tumeurs douloureuses des
» glandes, ni inflammation du gosier, du cerveau ou de
» toute autre partie, ni flux de sang, ni autres accidents au
» moins effrayants et trop souvent fatals, et enfin elle n'est
» jamais suivie de ces conséquences pires que la maladie
» elle-même, à savoir la constriction des mâchoires, assez
» grave pour empêcher la mastication ou une alimentation
» suffisante, distendant la bouche, épuisant les sources de la
» constitution et disposant à la fièvre hectique, à laquelle on
» peut si rarement porter remède ; mais au contraire, le malade
» n'a à subir qu'une réclusion chez lui, à suivre les règles d'un
» régime facile ; il a le plaisir de se rafraîchir journellement
» avec du linge propre ; il peut marcher, causer avec ses
» amis ; enfin se donner toutes les satisfactions possibles,
» sans avoir l'ennui de prendre un médicament interne.

» Par les onctions répétées, le spécifique minéral est envoyé
» à travers chaque petit vaisseau, et graduellement divise le
» coagulum, détache les adhérences et corrige l'infection de
» l'organisme; la nature déchargeant les superfluités et les
» particules morbides par les pores, les voies urinaires et les
» autres émonctoires.

» Il est des médecins qui se trompent assez pour croire
» que la salivation est la voie la plus efficace pour guérir,
» parce qu'ils voient sortir tant de corruptions de la bouche,
» qu'ils s'imaginent que c'est là le poison ; mais ils se trom-
» pent étrangement, car cela procède des ulcères déjà décrits
» qui ne sont que le résultat de l'action du mercure lui-
» même et de l'agitation bouillante des humeurs qui se font
» jour à travers les glandes qui offrent le moins de résistance, et
» permettent une excrétion copieuse; de la sorte, les humeurs
» pures et impures s'écoulent à la fois comme dans une sai-
» gnée. Il ne faut pas attacher d'importance à cette évacuation
» trompeuse, mais bien à l'impression altérante du mercure
» sur les liquides. C'est lui qui brise, amincit, épure la cir-
» culation et la nutrition au degré salutaire requis pour les
» fonctions de la nature, et remplit ainsi entièrement le but
» de la cure. Il n'y a donc aucune raison pour préférer la
» salivation, qui est absolument inutile, et qui est au moins
» un traitement inhumain et choquant.

» Le crachottement continuel qui affecte quelques malades
» qui ont salivé et qui les amène à une fin causée par l'é-
» puisement, guérit par les eaux de Baréges, et prouve leur
» action d'antidote contre les pernicieux effets du mercure.

» Il y a de nombreux exemples d'ulcérations, de callosités
» et d'autres maux guéris par les eaux de Baréges en bains,
» boissons ou gargarismes. » (Meighan, ouvrage cité).

En 1748 parurent les lettres de Théophile de Bordeu à
Mme de Sorberio. L'opinion de l'auteur est loin d'être favora-

ble à l'emploi des eaux sulfureuses dans les maladies vénériennes, ainsi qu'on peut en juger par les deux citations
suivantes, empruntées à la neuvième et à la vingt-quatrième
lettre. Dans la première, il dit : « Il est de notoriété publique
» que les Eaux-Bonnes sont un des meilleurs vulnéraires que
» l'on connaisse; elles conviennent pour toutes sortes de
» vieilles plaies, qu'elles détergent à merveille, si elles ne
» sont point entretenues par quelque virus particulier; elles
» aident la suppuration, et elles sont excellentes pour toutes
» les caries. » Le second est plus explicite. Bordeu dit :
» Les blessés qui veulent venir à Baréges doivent être d'un
» tempérament robuste, surtout qu'il n'y ait que Mars qui
» soit la cause de leurs blessures. »

Le mot de maladie vénérienne n'est point prononcé; mais
n'oublions pas que Bordeu écrivait à une dame. D'ailleurs,
les expressions qu'il emploie ne peuvent donner lieu à un
équivoque.

Bordeu dut bientôt après modifier sa manière de voir, car,
dans sa Thèse soutenue à Paris en 1754, et qui a pour titre :
Utrum aquitaniæ minerales aquæ morbis chronicis? on
trouve huit observations de maladies vénériennes guéries ou
améliorées par les eaux. Ces observations ne sont suivies
d'aucun commentaire.

En 1760, François de Bordeu, frère du précédent, fait
paraître dans le journal de Vandermonde une lettre dans
laquelle, après avoir analysé d'une manière assez peu complète l'ouvrage de Meighan, puisqu'il a négligé entièrement
la partie que j'ai reproduite, il ajoute : « J'y joindrai une
» observation sur l'usage des mêmes eaux dans les maladies
» vénériennes. »

L'observation de Bordeu a trait à un militaire atteint
d'exostoses syphilitiques et de carie des os palatins. Pendant
trois fois, les frictions mercurielles étaient restées sans effet;

le malade vint à Baréges. Il commença à boire de l'eau sulfureuse, à se gargariser, et prit des bains tempérés, des douches faibles; enfin, n'osant pas employer chez ce malade les frictions qui avaient échoué trois fois, frictions mercurielles, dit Bordeu, dont l'usage avec les eaux de Baréges est très ordinaire, on lui ordonna à partir du quatorzième jour des dragées antivénériennes nouvellement inventées. Le malade guérit en deux mois. Bordeu fait suivre l'observation des réflexions suivantes : Le malade avait-il la vérole? Est-il entièrement guéri s'il l'avait? Cette guérison est-elle due à l'usage des eaux ou à celui des dragées? Ces deux remèdes n'ont-ils pas concouru pour le même objet? Il n'ose résoudre ces questions; mais il espère que le grand nombre de faits de cette nature dont il est tous les jours témoin servira un jour à élucider ces problèmes. Il cite ensuite un nouveau cas de vérole ou plutôt d'accident mercuriel guéri par les eaux seules.

En 1763, Bordeu écrit une nouvelle lettre sur l'usage des eaux dans les maladies vénériennes. Cette lettre est plus importante que la première et démontre combien l'auteur était bon observateur. Il établit : « 1° Que les suites ordinai-
» res d'un virus négligé, les tumeurs aux glandes, les caries
» des os, les tremblements, qu'on voit souvent résister au
» mercure, guérissent très souvent par l'usage des eaux;

» 2° Que les mauvais effets du mercure, tels que les
» étranglements des muscles de la face, des ulcères à la
» bouche et au gosier, les délabrements des gencives, la
» maigreur et la faiblesse, qui ne sont que trop ordinaire-
» ment la suite de l'usage du même remède, sont aussi
» dissipés très souvent par l'effet des eaux.

» 3° Nous avons vu souvent, dit-il, des écoulements de
» semence ou d'une sorte de purulence qu'il est bien difficile
» de caractériser, que le mercure, ménagé par les plus

» grands maîtres et à diverses reprises, n'avait pu arrêter,
» céder en peu de temps à l'usage des mêmes eaux. Il faut
» en dire autant des carnosités dans le canal de l'urètre.

» 4° Nous avons enfin, dit Bordeu, des observations de
» malades attaqués depuis longtemps d'une vérole confirmée
» avec chancres, bubons, exostoses, ulcères, etc., chez qui
» l'usage seul de ces eaux a singulièrement diminué ces
» symptômes et détruit presque en entier jusqu'aux exos-
» toses.

» Il est enfin difficile, s'écrie-t-il, de refuser à nos eaux
» quelque vertu antivénérienne. Je suis cependant bien
» éloigné de vouloir les comparer au mercure, et encore
» moins de les lui substituer. Je pense, au contraire, qu'elles
» doivent lui être associées, surtout quand on est à portée de
» le faire, de même qu'on le fait dans le traitement des
» écrouelles; on pourrait par là favoriser son action, ren-
» dre plus traitable, les suites de son usage moins fâcheu-
» ses et son effet plus assuré. » La lettre se termine par la
» phrase suivante : « Il restera à déterminer s'il n'est pas
» possible d'obtenir dans les maladies vénériennes une par-
» faite guérison, des remèdes qui ne contiennent point de
» mercure, et notamment de nos eaux? s'il n'est pas quel-
» quefois utile ou nécessaire de s'abstenir tout à fait de ce
» spécifique? si, lorsqu'on s'en sert, il n'est pas important
» de varier la forme de l'administration? »

En 1775, Théoph. de Bordeu fait paraître ses *Recherches
sur les maladies chroniques*. Dans cet ouvrage, après avoir
rapporté de nouveau les cas de maladies vénériennes cités
dans sa Thèse de 1754, il les fait suivre des réflexions suivantes :

« Que tout cela soit dit seulement comme des faits histo-
» riques, car nous ne pensons pas, ni ne voulons faire croire
» que nos eaux guérissent les maux vénériens. Mais nous

» pouvons demander si l'on est sûr que tous les malades
» dont on vient de parler étaient atteints d'affections véné-
» riennes, et si on n'aurait pas la même crainte quand même
» ils auraient été traités par les mercuriaux? Le mercure
» serait-il le seul et unique remède de ces affections? ou ces
» affections seraient-elles les seules où ce minéral eût de
» l'efficacité? » Bordeu parle ensuite de l'impuissance de
la nature à exciter la révolution critique que favorise le
mercure, et il ajoute : « Nos eaux ne pourraient-elles pas
» procurer cette révolution, ou du moins seconder beaucoup
» l'action du mercure qui l'opère? C'est ce que nous ne pou-
» vons point décider. »

La même année, le livre d'Astruc, sur les maladies vénériennes, paraît. On y trouve diverses mentions de l'emploi
des eaux minérales dans ces maladies. Ainsi, tome II, p. 279,
Astruc mentionne l'emploi des eaux minérales, des bains et
des apozèmes avant le traitement spécifique, pour détremper
le sang, relâcher les parties, assouplir les vaisseaux et
humecter tout le corps.

Dans le tome IV, il recommande les eaux minérales ferrugineuses pour les malades chez lesquels la syphilis se complique de scorbut. Plus loin, il parle des moyens d'arrêter la
salivation, et mentionne les eaux tièdes de Balaruc. Enfin, il
recommande les eaux sulfureuses comme particulièrement
utiles dans le traitement des écrouelles et paralysies laissées
par la vérole.

C'est à tort que les auteurs ont rapporté à Anglada l'hon-
neur d'avoir signalé le premier l'action révélatrice des eaux
sulfureuses dans la syphilis larvée. Dans un livre publié en
1789, *Nouvelle méthode de traiter les maladies vénériennes*,
Bru s'exprime ainsi, page 190 : « J'ai observé que les bains
» chauds pouvaient multiplier les foyers d'infection, ce qui
» vient à l'appui de ce qu'on dit des eaux thermales, qui ont

» la propriété de faire déclarer la vérole chez les personnes
» qui l'ont d'une manière occulte.

» M. Clarac, chirurgien-major des eaux de Baréges,
» m'a assuré que cet effet desdites eaux était constant chez
» les personnes qui portaient le virus d'une manière occulte.
» J'en ai moi-même été témoin en 1785 sur deux personnes
» qui avaient de justes raisons de douter de leur santé.

» L'une d'elles avait eu un bubon dans l'aîne droite, pour
» lequel elle n'avait éprouvé qu'un traitement local. Au
» sixième bain, elle sentit une douleur dans la glande, qui
» avait été engorgée et qui devint grosse comme un œuf de
» poule, et finit par abcéder moyennant les maturatifs qu'on
» employa.

» La seconde était attaquée de douleurs survenues pendant
» le traitement d'un chancre, pour lequel on lui avait fait
» prendre le sublimé. Au cinquième ou sixième bain, il lui
» survint un dépôt à la partie supérieure du bras qui caria
» l'os dans une très grande étendue. »

De ces deux observations, la deuxième seule peut démontrer l'action révélatrice des eaux.

Pour Bru, les bains chauds agissent seulement par leur température, et la supériorité des eaux thermales naturelles n'est due qu'à la stabilité de leur calorique.

Dans le XVIIIe siècle que nous venons de parcourir, nous avons pu constater de nouveaux progrès dans l'étude de la question qui nous occupe. Dans les siècles précédents, on avait reconnu que les eaux aggravaient les maladies vénériennes chez ceux qui n'avaient point subi de traitement antérieur, et étaient favorables dans le cas contraire ; enfin, l'emploi des eaux dans la gonorrhée était loué par les uns, blâmé par les autres.

Dans le XVIIIe siècle, Borie affirme l'avantage des eaux dans la gonorrhée. Fantoni proclame le danger des eaux dans les maladies vénériennes récentes, leur utilité dans toute sorte de reliquat dépendant du virus lui-même ou de l'abus du mercure. Meighan et Bordeu frères établissent les avantages d'un traitement mixte par les eaux sulfureuses et le mercure combiné. Tous les deux prouvent que la salivation mercurielle est évitée et les résultats de l'intoxication mercurielle guéris quand ils existent. Enfin, Bru, s'appuyant de ce qu'il a vu et de ce que lui a raconté Clarac, chirurgien-major des eaux de Baréges, déclare que les eaux thermales ont la propriété de faire déclarer la vérole chez les personnes qui l'ont d'une manière occulte.

XIXe SIÈCLE.

En 1808, Dacquin, dans son livre des eaux thermales d'Aix, page 357, dit : « Les maladies vénériennes sont aussi
» du nombre de celles qui excluent absolument l'usage des
» eaux; elles augmentent tous les symptômes et développent
» singulièrement les douleurs. Il faut être en garde, et ne
» pas s'en laisser imposer aux douleurs qui accompagnent la
» plupart des maladies. Le médecin doit bien s'enquérir
» sur tout ce qui peut avoir quelque rapport à l'affection
» syphilitique, et le malade doit de son côté être de bonne
» foi et ne pas induire le médecin en erreur par quelque
» motif que ce puisse être, surtout lorsque ce dernier aurait
» employé tous ses soins pour adoucir la nature de ces dou-
» leurs, qui quelquefois peuvent le tromper par l'analogie
» qu'elles paraissent avoir avec celles de goutte ou de rhuma-
» tisme, ou causée par quelque autre vice. On a même
» observé de tout temps qu'elles servent de pierre de touche
» à ceux qui avaient quelque soupçon d'en être atteints, et
» que souvent elles contribuaient singulièrement à manifester
» les restes d'un ancien virus caché et en silence dans quelque

» partie du corps depuis longtemps, surtout si les malades
» prenaient la douche. »

Dans sa thèse, *Essai topographique et médical d'Aix,* soutenue en 1808, Ch. Despine, résumant la pratique de son père, établit que les eaux minérales de cette station sont loin de lui avoir donné des succès dans le traitement des maladies vénériennes.

Dans son *Manuel des eaux minérales* de 1818, Patissier s'exprime ainsi, page 117 : « En général, les eaux sulfureu-
» ses ne nuisent pas dans le traitement des maladies véné-
» riennes chroniques. L'observation a prouvé qu'elles contri-
» buent plutôt à les développer lorsqu'elles sont encore
» cachées ou qu'on ne les fait que soupçonner. Les bains et
» les douches sulfureuses aident puissamment le traitement
» mercuriel. Combien de personnes infectées n'accourent-elles
» pas aux piscines salutaires de Baréges, de Bonnes, d'Aix
» pour y laisser, sous quelque prétexte d'autre incommodité,
» le vice dont elles sont atteintes. L'action des eaux sulfu-
» reuses dans ces maladies est de s'opposer aux résultats du
» traitement mercuriel, de redonner à l'estomac et à l'intestin
» l'énergie qu'ils ont perdue, et de réparer les désastres
» occasionnés par une mauvaise administration du mer-
» cure. »

Camus, dans ses nouvelles réflexions sur Cauterets, 1824, dit : « A leur arrivée à Cauterets, les malades ont usé du
» mercure et des médicaments recommandés contre ce vice
» (syphilis), et présentent alors l'image épouvantable des
» ravages du mal et celle plus effrayante encore de ceux
» qu'ont produit les remèdes chez les tempéraments émi-
» nemment sensibles, atteints souvent de dartres, de scrofu-
» les, de scorbut et autres maladies héréditaires qui contra-
» riaient toutes l'emploi de ces moyens ou exigeaient qu'on
» les modifiât de manière différente pour digérer et assimiler

» les sucs réparateurs. Mais l'abondance d'urines fétides
» qu'elles procurent quelquefois et le mieux-être qui suit
» souvent, des sueurs copieuses et infectes, porteraient à
» penser qu'elles évacuent une matière étrangère à toute
» sécrétion. Dans d'autres circonstances, et ces dernières
» sont les plus communes, nos eaux sont utiles en s'opposant
» aux mauvais effets du traitement spécifique. Toujours alors
» leur mode d'action est inappréciable, les malades n'éprou-
» vent ni évacuations ni mouvements extraordinaires. L'as-
» semblage nouveau du mercure, des sudorifiques et des
» eaux minérales guérit les ulcères douteux et autres symp-
» tômes sans produire de crise sensible. Nos fontaines sont
» peut-être de tous les remèdes le plus avantageux dans ces
» cas désespérés, résultat de l'abus des remèdes mercuriels,
» de la mauvaise administration qu'on en fait et de l'igno-
» rance où l'on est sur le fond et les formes variées de ces
» affections, et les effets incompréhensibles du mercure sur
» certains tempéraments, effets qui simulent tous les signes
» d'une vérole invétérée. C'est en excitant la circulation, en
» déterminant des sueurs et des urines abondantes que nos
» sources guérissent; elles avivent ainsi toutes nos humeurs
» et chassent hors du corps ce métal toujours précieux,
» lorsque le médecin instruit en fait un sage emploi, mais
» toujours préjudiciable entre les mains des charlatans et des
» médicastres. »

Dans une note du rapport de Parent-Duchatelet sur le
curage des égouts de Paris, 1829, on trouve, page 132, que
l'auteur, s'étonnant de la gravité des affections vénériennes
chez les égoutiers, et ne sachant s'il devait le rapporter aux
émanations ammoniacales ou sulfhydriques auxquelles ils
étaient exposés, consulta Reullier, médecin à Bicêtre. Celui-ci
répondit que c'était les émanations sulfhydriques, et que
dans son service, quand l'affection n'était pas franchement

caractérisée, il suffisait de quelques bains sulfureux pour lever tous les doutes, par l'action différente qu'ils exerçaient sur les maladies vénériennes qu'ils aggravaient, ou sur les dartres qu'ils amélioraient.

Merat et Delens, page 480 du tome VI de leur *Dictionnaire de Thérapeutique* (1834), s'expriment ainsi : « Ajoutons » que les bains sulfureux ont été proposés aussi comme » pierre de touche dans les cas douteux, pour distinguer les » affections vénériennes qu'elles aggravent des affections » dartreuses qu'elles améliorent promptement. »

En 1833, Anglada fait paraître son *Traité des eaux minérales des Pyrénées*. On y trouve le passage suivant, tome II, page 497 : « Dans quelques cas, des maladies décidément » syphilitiques ont paru céder au traitement thermal. Tout » semble annoncer qu'il devait en être comme de ceux où le » traitement antiphlogistique, si préconisé dans ces derniers » temps, a bien pu maîtriser dans quelques symptômes » locaux sans atteindre l'affection, en qui réside le pouvoir » de la reproduire. De tels résultats doivent inspirer la plus » juste défiance.

» En revanche, nous devons reconnaître que nos eaux » peuvent servir à rendre plus facile la curation de quelques » maladies syphilitiques en les dégageant de certaines com- » plications. Il n'est pas très rare que des malades qui por- » tent en eux le germe d'une affection syphilitique latente, » abordant les eaux pour une toute autre cause, voient appa- » raître quelques symptômes vénériens, et reçoivent ainsi de » salutaires avertissements. Fort souvent, l'utilité du traite- » ment thermal se borne à combattre quelques désordres » produits par un traitement mercuriel exagéré. Si, dans les » blennorrhagies vénériennes, nos eaux paraissent rendre » quelques services, lorsqu'il s'agit de dompter des écoule- » ments urétraux dans leur état d'acuité, leur mode d'utilité

» est facile à concevoir. L'art de traiter ces maladies par les
» balsamiques, aujourd'hui si accrédité, s'appuie sur des
» effets semblables. Suivant l'assertion d'Attumonelli, l'emploi
» des eaux sulfureuses dans les cas de ce genre est le fon-
» dement d'une méthode depuis longtemps populaire à
» Naples. »

Ballard, dans son livre sur les eaux de Baréges, 1834,
s'exprime de la façon suivante : « Les eaux de Baréges sem-
» blent agir en portant une stimulation douce sur le système
» glanduleux et sur la peau, et peut-être aussi en neutrali-
» sant l'effet délétère des mercuriaux dans l'économie. »
Plus bas, il ajoute : « Dans beaucoup de cas, il ne faut pas
» se borner à ces moyens (bains et douches), mais leur asso-
» cier le sirop de Larrey, etc. »

1839. Ch. Despine constate que les eaux d'Aix guérissent
les maladies syphilitiques.

Le *Traité des maladies vénériennes* de Beaumès, 1840,
contient le passage suivant : « L'usage des eaux minérales
» à la source même, des eaux sulfureuses surtout, a opéré
» parfois la cure de vieilles affections syphilitiques. C'est
» probablement en agissant fortement sur la peau, en
» déterminant d'abondantes transpirations, qu'elles produi-
» sent cet effet. Mais il est arrivé plus souvent que des
» individus s'étant rendus à diverses eaux sulfureuses pour
» des maladies internes qui avaient suivi de plus ou moins
» loin la disparition de symptômes extérieurs de maladies
» vénériennes ou mal traitées, ont vu, par l'action de ces
» eaux, paraître à la peau des ulcères ou diverses éruptions
» à formes syphilitiques, et leurs maladies internes plus ou
» moins invétérées se sont guéries lors de cette apparition. »
Baumès cite une observation à l'appui de cette proposition;
puis il établit qu'après la vérole, il reste souvent dans l'économie deux dispositions : l'une à reproduire des symptômes

syphilitiques; l'autre à reproduire des phénomènes d'irritation, des mouvements fluxionnaires. Ces derniers existent quelque-
» fois seuls. « Ce sont, ajoute-t-il, ces phénomènes de
» fluxions qui, appelés sur divers appareils par les eaux
» minérales, et notamment sur la peau par les eaux sulfu-
» reuses, constituent le fond de la maladie plutôt que la dis-
» position syphilitique elle-même. Voilà pourquoi ces eaux
» minérales, en épuisant en quelque sorte cette disposition
» intense et invétérée à la fluxion, par l'activité extrême
» qu'elles donnent aux divers émonctoires de l'économie,
» peuvent amener la cure des phénomènes morbides internes
» et externes réputés vénériens, qui sont cependant, moins
» le résultat de la vérole, que des traitements plus ou moins
» irritants dirigés contre cette maladie. »

Dans une note communiquée à l'Académie de Médecine en 1845, Fontan cite, comme ayant été traitées favorablement à Luchon, les affections syphilitiques au deuxième et troisième degré. Comme adjuvant du traitement mercuriel ou ioduré, les eaux sulfureuses sont appelées à rendre des services éminents à la thérapeutique quand ces moyens seuls ont échoué, surtout aux malades chez lesquels cette affection se complique de lymphatisme et d'herpétisme. « Je proteste,
» dit-il, de toutes mes forces contre la sentence de Bordeu,
» qui voulait que Vénus ne fût pas de moitié dans les bles-
» sures que Mars aurait produites, pour que les eaux sul-
» fureuses eussent toutes leur efficacité. »

Dans une lettre au ministre en 1850, Fontan confirme les idées précédemment émises par lui; il signale l'action révélatrice que les eaux sulfureuses exercent sur la syphilis latente, et établit qu'elles empêchent la salivation mercurielle ou la guérissent quant elle existe.

Dès 1846, Guilland, dans un article du *Journal de Médecine de Lyon,* avait constaté les bons effets des eaux d'Aix dans les accidents mercuriels, et dans le traitement de la syphilis, quand on emploie concurremment les mercuriaux, il avait signalé en même temps que la salivation mercurielle ne se produisait point.

Vidal en 1850 et Berthier en 1851, affirment de nouveau les bons effets des eaux d'Aix dans la syphilis.

En 1852, Petrequin publie deux cas de guérison de maladies oculaires syphilitiques par les eaux d'Aix.

A cette époque se place le travail de Constantin James; l'auteur traite des trois points suivants : Des eaux minérales comme moyen diagnostique de la syphilis; des eaux minérales comme moyen curatif de la syphilis; des eaux minérales associées aux spécifiques de la syphilis. Ce travail ne nous apprend rien que nous n'ayons trouvé ailleurs; seulement, il faut reconnaître que M. C. James insiste plus que ses prédécesseurs sur l'action révélatrice des eaux sulfureuses en particulier.

1852. Dans sa Thèse sur la médication thermale sulfureuse, Astrié n'oublie point la syphilis, mais n'apporte aucun élément nouveau à la question. Seulement, il cherche à expliquer l'action des eaux sulfureuses dans l'intoxication mercurielle. Il établit que c'est par les sulfures, mais surtout par les sulfites et les hyposulfites qu'elles introduisent dans le sang, qu'elles rendent solubles les composés albumino-hydrargyriques qui fixent les sels de mercure dans les tissus et facilitent leur élimination sous forme de composés solubles, que la suractivité imprimée aux excrétions cutanées, muqueuses et urinaires, ne laisse plus séjourner longtemps dans l'économie. La théorie d'Astrié est fondée sur des expériences chimiques qui paraissent concluantes.

En 1853, confirmation des bons effets des eaux d'Aix dans la syphilis par Lombard, de Genève.

En 1854, Yvaren publie son livre sur les métamorphoses

de la syphilis. Le chapitre qui a pour titre : « L'état latent
de la syphilis une fois soupçonné et reconnu, à quels moyens
recourir pour le faire cesser, » renferme un passage fort
intéressant pour la question qui nous occupe. S'appuyant sur
l'analyse des observations qu'il a rapportées l'auteur dit :
« Que lorsqu'il s'agira de reconnaître la pureté actuelle d'un
» organisme jadis entaché de vérole, d'en tâter la disposi-
» tion morbide, l'épreuve des eaux minérales thermales
» l'emportera sur toutes les autres épreuves. Il ne se passe
» guère d'années que les médecins attachés à ces établisse-
» ments n'aient l'occasion de constater cette vertu spéciale
» des eaux minérales. » Plus bas, Yvaren ajoute : « Dans cette
» méthode exploratrice, la première place appartient aux
» eaux minérales sulfureuses, surtout aux thermales. Le
» malade doit être soumis avec vigueur et d'emblée à toute
» l'étendue, à toute l'énergie de leur action *intus* et *extra*
» en bains, en douches, en vapeurs, en boisson, sauf le cas
» d'indication contraire. Ce sont les thermes de cette classe,
» et parmi eux ceux où les proportions du soufre sont les
» plus fortes et la température la plus élevée que l'on devra
» recommander de préférence. »

Cette même année paraît l'ouvrage de M. Pegot, *Essai
clinique sur l'action des eaux thermales sulfureuses de
Bagnères-de-Luchon dans le traitement des accidents consécutifs de la syphilis.* Dans le premier chapitre, M. Pegot
démontre par un choix d'observation que les eaux sulfureuses
ne sont pas antisyphilitiques par elles-mêmes, et que seules
elles ne sauraient guérir. Le second chapitre est consacré à
l'étude des circonstances dans lesquelles la médication hydro-
sulfureuse peut compléter la guérison d'une affection syphilitique qui a résisté à un traitement prolongé. L'auteur établit qu'elle jouit de cette propriété lorsqu'il existe une
saturation mercurielle. Une troisième catégorie d'observations

sert à prouver que la vertu des eaux sulfureuses est héroïque à titre d'adjuvant dans le traitement des accidents syphilitiques secondaires ou tertiaires, surtout chez les individus où il y a cachexie syphilitique ou complication scrofuleuse. M. Pegot insiste sur la propriété qu'ont les eaux sulfureuses de servir de pierre de touche pour s'assurer si un syphilitique qui a suivi un traitement est radicalement guéri. Dans un autre chapitre, il étudie l'action des eaux sulfureuses chez les individus qui, par profession, sont exposés à manier le mercure ou qui ont abusé des préparations mercurielles.

M. Pegot confirme ce qu'avait annoncé Parent-Duchatelet, qui le tenait de Reullier, ainsi que je l'ai rapporté, à savoir que par l'action des eaux on pouvait distinguer une affection syphilitique d'une affection dartreuse. Lorsque ces deux affections de physionomie à peu près identiques, mais de nature différente, existent chez le même individu, on remarque que l'action des eaux produit une exacerbation sur la syphilide, qui se ranime, devient plus luisante; tandis que la dartre conserve le caractère qui lui est propre, ou diminue, tout en donnant lieu à un prurit plus vif.

En décembre 1854, M. Baizeau, médecin-major au 58e de ligne, présente à l'Académie un Mémoire sur l'influence des eaux minérales sulfureuses sur la syphilis. M. Baizeau a vu pas mal de syphilitiques dans diverses stations thermales, et en dernier lieu en a soigné quarante à Viterbe. M. Baizeau fait d'abord une distinction importante; il voit dans la syphilis deux choses : 1o Une infection générale; 2o divers accidents qui sont sous sa dépendance et traduisent sa présence à l'extérieur. Ces derniers conservent une certaine liberté dans leurs allures, c'est à dire que des lésions syphilitiques disparaissent, soit d'elles-mêmes, soit sous l'influence de divers traitements, sans que la constitution vénérienne ait été modifiée ou atteinte. Il faut donc se demander si les eaux sulfureuses ont une action directe sur le virus, comme les spécifiques, ou bien si elles se bornent à modifier tel ou tel accident. A l'oubli de cette distinction tient la différence d'opinion des auteurs à leur égard.

Dans un premier chapitre, M. Baizeau étudie l'action des eaux thermales sulfureuses sur les accidents syphilitiques. Il l'envisage d'abord suivant l'acuité des accidents, puis suivant leur nature. Les accidents aigus sont presque infailliblement aggravés. Quand il s'agit d'accidents chroniques, les résultats varient suivant les accidents. Les adénites indolentes peuvent disparaître si elles ne sont plus les manifestations d'un état constitutionnel, mais entretenues seulement par l'altération moléculaire du ganglion; si, au contraire, elles sont liées à l'infection virulente, elles tendent à s'enflammer, et on est obligé de suspendre le traitement thermal; presque toutes les douleurs rhumatoïdes sont aggravées; grand nombre de syphilides disparaissent; les arthropaties éprouvent de mauvais effets, les ulcères s'enflamment, et quelques-uns tendent à devenir serpigineux; les douleurs ostéocopes augmentent, les périostoses ne sont pas influencées. M. Baizeau n'a pas vu la cachexie syphilitique améliorée, les malades ont été obligés de suspendre promptement le traitement. Les urétrites chroniques ont donné des résultats variables. De tout cela, l'auteur conclut qu'en général, à part les syphilides et quelques cas de douleurs rhumatoïdes, les eaux sulfureuses employées seules n'offrent aucun avantage dans les accidents syphilitiques, quelle que soit leur phase d'évolution, qu'ils soient primitifs, secondaires ou tertiaires.

Le deuxième chapitre a pour titre : « Action des eaux sulfureuses sur le virus syphilitique. » M. Baizeau reconnaît combien il est difficile d'affirmer qu'un syphilitique est ou non guéri; il affirme l'action révélatrice des eaux sulfureuses sur la syphilis latente; mais de ce qu'un malade qui a eu la vérole vient de subir un traitement sans avoir vu apparaître d'accident, il n'ose en tirer la conclusion formelle qu'il est guéri radicalement.

Le troisième chapitre envisage les effets produits sur la syphilis par l'action combinée des eaux sulfureuses et de la médication spécifique. L'auteur prouve que la médication spécifique et quelques autres viennent aider ou corriger l'action des eaux sulfureuses, puis il rapporte dix observations. De l'analyse de ces observations résulte pour lui un fait incontestable : c'est que les eaux sulfureuses qui, employées seules, déterminent souvent une recrudescence des accidents syphilitiques, perdent leur action excitante en présence de l'iodure de potassium; à tel point, que non seulement il a pu faire prendre les eaux à des malades chez lesquels les phénomènes morbides étaient indolents, mais encore à des individus atteints d'accidents aigus. Mais ce qui est plus important encore, il a vu ces eaux, qui seules sont sans action sur le virus, et le plus souvent sans effets avantageux contre les diverses manifestations syphilitiques, devenir très salutaires si on les unit à l'iodure de potassium. Du moment qu'on ajoute ce dernier médicament, toutes ces affections rebelles, s'exagérant sous la seule influence thermale, se dissipent comme par enchantement. M. Baizeau suppose qu'il en serait de même avec les mercuriaux, mais il ne donne pas de preuves à l'appui.

Le Mémoire se termine par les conclusions suivantes :

1° Les eaux sulfureuses ne guérissent pas la syphilis, mais elles font souvent disparaître les syphilides, modifient quelquefois d'autres accidents syphilitiques, et le plus fréquemment les aggravent.

2° Elles font parfois apparaître des accidents syphilitiques chez des individus infectés, mais n'ayant aucun signe apparent de cette infection.

3° Elles guérissent la cachexie mercurielle et l'affaiblissement général qui résulte d'une affection syphilitique prolongée, seulement dans ces derniers cas, quand le virus est éteint.

4 Unies aux antiphlogistiques, les eaux sulfureuses agissent avec la plus grande efficacité contre la syphilis et ne produisent pas d'excitation fâcheuse, comme lorsqu'elles sont employées seules.

En 1855 et 1856, M. Blanc, le baron d'Espine, Bertin et Vidal, parlent dans leurs traités des eaux d'Aix, de leurs bons effets dans la syphilis. M. Vidal a consacré un petit opuscule à ce sujet; je lui ai emprunté plusieurs renseignements bibliographiques.

Voici les conclusions de son travail : Les eaux d'Aix ne sont point antisyphilitiques par elles-mêmes, mais elles ont la propriété de favoriser la tolérance des préparations mercurielles, et contribuent ainsi directement à la guérison de la diathèse en diminuant la quantité de médicaments administrés. Si les anciens ont parlé de la cure des reliquats, cela ne peut s'appliquer aux accidents secondaires ou tertiaires bien caractérisés, mais bien à la goutte militaire, à l'herpès *præputialis,* ou plutôt encore ils ont voulu parler de certains syphilitiques qui, ayant suivi longtemps un traitement mercuriel, sont saturés de médicaments, ici alors l'usage seul des eaux d'Aix suffit.

Les eaux d'Aix peuvent encore, dit-il, servir à vérifier si le malade qui a été traité d'une syphilis constitutionnelle est parfaitement guéri ou non; de telle sorte qu'il est permis d'affirmer que lorsqu'après un traitement des eaux bien dirigé, il n'est survenu aucun des symptômes qui caractérisent la maladie syphilitique invétérée, on peut regarder la guérison comme définitive.

En 1857, la question du traitement de la syphilis par les

eaux minérales fut discutée à la Société d'hydrologie; mon collègue et ami, le Dr Lambron, y lut un important Mémoire, dont voici les conclusions :

1° Les eaux thermales sulfureuses n'ont rien de spécifique; elles ne sont pas antisyphilitiques dans la rigoureuse acception du mot, mais elles ont une action très réelle et très importante pour aider la cure des maladies vénériennes.

2° Leur action générale est d'exciter, d'accroître, ou au moins d'entretenir les accidents syphilitiques.

3° Elles ne conviennent point dans la période aiguë des accidents primitifs; mais après la période d'augment, elles en favorisent la guérison.

4° Appliquées à des accidents successifs (chancre induré, bubon mixte), elles abrègent la période d'incubation et hâtent la manifestation des accidents constitutionnels sur la peau et les muqueuses.

5° Elles sont très efficaces pour remédier aux cachexies syphilitiques et faciliter la cure de la syphilis chez des sujets lymphatiques ou scrofuleux, en améliorant leur tempérament.

6° Les eaux permettent de distinguer les affections syphilitiques des maladies herpétiques simples.

7° Elles sont les adjuvants les plus puissants des spécifiques; elles leur donnent une action curative bien plus grande.

8° Il n'est pas de meilleure pierre de touche pour caractériser une syphilis larvée ou déceler une vérole latente.

9° Elles sont aptes à démontrer si la guérison du sujet jadis contaminé est réelle ou seulement apparente.

10° Les eaux sulfureuses préviennent les accidents mercuriels ou les guérissent quand ils existent.

11° Suivant les données les plus récentes de la chimie et des expériences physiologiques, les eaux, par leur sulfure et surtout par leurs sulfites et hyposulfites, auraient la propriété de former, avec les composés chloro-albumino-hydrargyriques arrêtés dans nos tissus, des sulfures solubles qui seraient éliminés par les sécrétions actives.

12° Les eaux réussissent assez généralement à guérir les blennorrhagies passées à l'état chronique.

Après cette lecture, Ricord prit la parole et commença par approuver l'ensemble du travail, mais fit cependant certaines réserves. Il croit bien que les eaux sulfureuses hâtent les manifestations secondaires, mais il est difficile de l'affirmer ; les eaux sulfureuses ne sont pas indiquées dans la période aiguë du chancre ; mais plus tard, s'il y a du phagédénisme, l'action exercée par elles sur la peau est favorable à la cure. Les eaux sulfureuses, unies au mercure, n'empêchent point l'induration du chancre ni l'infection.

La syphilis pure, dans ses premières périodes, non dégénérée ni associée à quelque mauvais principe, réclame le mercure, et, de plus, tout ce qui tend à neutraliser l'action mercurielle, tend à en neutraliser les effets. Ricord ne partage pas les opinions basées sur les théories chimiques et appliquées à cet agent et à sa prétendue fluidification

La syphilis, tardive, dégénérée, compliquée, peut s'implanter sur des individus déjà malades. Les affections cutanées, les scrofules, se fusionnent avec elles et donnent un caractère particulier aux accidents tertiaires. Là est le grand bénéfice de l'emploi des eaux sulfureuses unies au traitement mercuriel. Les complications guérissent, et il est possible alors de reprendre la médication spécifique avec plus d'avantages.

Ricord ne voit dans les eaux qu'un adjuvant, un correctif, un reconstituant, mais point un antisyphilitique. Il ne croit pas qu'il faille associer les préparations mercurielles et iodurées, et il entre dans quelques détails sur l'appropriation de ces médicaments, recommandant de ne pas perdre de temps en dehors de la médication spéciale.

Les eaux sulfureuses ont été données comme pierre de touche, en l'absence de manifestations syphilitiques. Il n'y a à cela rien d'absolu; le traitement thermal peut n'avoir rien produit, et la maladie revenir plus tard.

M. Lambron persiste, malgré l'opinion de Ricord, à ne pas admettre que les syphilides disparaissent sous l'action des eaux, bien au contraire. Il persiste aussi à regarder les eaux sulfureuses comme pierre de touche dans les manifestations de la syphilis.

M. Gerdy considère les eaux sulfureuses comme un auxiliaire très utile dans le traitement de la syphilis. Seules, elles ne produisent rien, sinon dans des cas exceptionnels. Enfin, en présence d'une diathèse syphilitique, l'excitation qu'elles provoquent est telle, que la maladie se décèle; mais encore ce n'est qu'un fait général soumis à de nombreuses exceptions.

Pour M. Otterbourg, les eaux sulfureuses ne sauraient guérir la syphilis, mais elles aident énergiquement à l'efficacité des moyens mis en usage. La propriété de manifester la syphilis latente n'appartient pas seulement aux eaux sulfureuses, mais à d'autres.

Pour M. Durand-Fardel, l'action des eaux sulfureuses est due à l'excitation qu'elles causent; elles n'ont aucune action spécifique.

Dans son *Traité thérapeutique des eaux minérales,* le même auteur pose les conclusions suivantes :

1° Les eaux minérales ne constituent point une médication spéciale de la syphilis.

2° Elles exercent sur les accidents secondaires et tertiaires, si ces accidents viennent à persister avec opiniâtreté, une action favorable, et qui vient les replacer sous l'empire de la médication spécifique.

3° Les eaux minérales modifient avantageusement cette altération profonde de la constitution qui entraîne la cachexie syphilitique.

4° Elles paraissent s'opposer très efficacement à la disparition des accidents mercuriels et en déterminent rapidement la disparition s'ils s'étaient montrés.

5° Elles peuvent déterminer l'apparition des manifestations spécifiques dans les syphilis latentes, et servir à caractériser les syphilis larvées, alors que la physionomie de celles-ci est obscure et difficile à reconnaître.

Dans le *Traité des eaux minérales* de Pétrequin et Socquet, publié en 1859, on trouve un article consacré au traitement de la syphilis par les eaux sulfureuses. Voici les conclusions auxquelles ils jugent prudent de s'arrêter :

1° Les eaux sulfureuses thermales ne peuvent point être considérées comme antisyphilitiques par elles-mêmes; leur usage peut contribuer à améliorer, mais non à guérir seul les accidents consécutifs, secondaires ou tertiaires, à moins que le sujet ne fût déjà, pour ainsi dire, saturé de préparations mercurielles; mais les eaux sulfureuses favorisent la cure si l'on joint à leur emploi des sels mercuriels, le protoiodure par exemple, si le malade n'y a pas été soumis.

2° Les eaux sulfureuses paraissent jouir de la propriété de s'opposer à la salivation mercurielle ou de la guérir si elle est déjà apparue.

3° Les eaux thermales sulfureuses provoquent au dehors, et font apparaître certains principes cachés, herpétiques ou autres.

C'est pour cela qu'elles peuvent être regardées comme un puissant moyen, une pierre de touche, soit pour faire apparaître une syphilis latente, soit pour vérifier si un individu qui a été traité d'une syphilis constitutionnelle est parfaitement guéri ou non.

Pour MM. Pétrequin et Socquet, la thermalité des eaux est la cause qui fait apparaître les syphilis cachées ou larvées. C'est cette propriété commune à tant d'eaux diverses qui fait que toutes, à divers degrés, ont les mêmes vertus; telle est aussi l'opinion de Gibert et de Patissier. Plus loin, Pétrequin ajoute : « Dans notre opinion, les eaux sulfureuses l'emportent, en général, sur les autres; elles auront l'avantage de faire apparaître une syphilis masquée, et de favoriser en même temps sa guérison. »

L'article « Syphilis » du *Dictionnaire d'hydrologie*, publié en 1860, est un bon résumé de la question, mais n'apporte aucun élément nouveau à la discussion.

En 1864, le Dr Artigues, dans un livre intitulé : *Amélie-les-Bains; son climat et ses thermes*, consacre un long chapitre aux affections syphilitiques. L'auteur reconnaît aux eaux sulfureuses les avantages suivants :

1° Mise en évidence, sous forme de phénomènes extérieurs, parfaitement caractérisés, d'un principe virulent resté latent.

2° Guérison par le traitement thermal sulfureux dans tous les cas de vérole bénigne, sans aucun moyen adjuvant (plaques muqueuses, aphthes, ulcérations buccales et pharyngiennes, roséole et intertrigo .

3° Amendement ou guérison des accidents secondaires.

4° Elles sont avantageuses dans les accidents tertiaires dépendant de cachexies syphilitique ou mercurielle. Dans le premier cas, elles secondent puissamment l'action mercurielle; dans le second elles l'éliminent.

5° Les eaux sulfureuses exaspèrent, dit-on, les symptômes vénériens au lieu de les amender. Oui dans un certain nombre de faits; non dans la généralité.

6° Selon Helfft, toutes les eaux sont vantées dans la syphilis. L'amendement obtenu n'est pas une guérison définitive; le virus syphilitique n'est ni usé ni neutralisé; de nouveaux symptômes apparaissent plus tard. Avec Lambron et autres, l'auteur constate des guérisons radicales.

7° Le traitement sulfureux arrête la salivation mercurielle et en empêche toujours les manifestations.

8° La forme rhumatoïde est sur la limite des accidents secondaires et tertiaires : c'est la syphilis localisée sur le système fibreux péri-articulaire ou fibro-musculaire. Le traitement sulfureux à haute température, aidé, selon les cas, de la médecine spécifique, la modifie très avantageusement.

Toutes les véroles internes ou parenchymateuses, affectant les poumons, le foie, les reins, etc., peuvent être très avantageusement modifiées par le traitement thermal, qui, dans ces cas, éclaire souvent un diagnostic obscur.

Ce travail de M. Artigues fut présenté la même année à la Société d'hydrologie, et fut l'objet d'un savant rapport de Lambron, qui profita de cette circonstance pour établir les principes de thérapeutique thermale, sulfureuse acquis à la science touchant la syphilis. Notre confrère traite successivement des points suivants :

1° Action stimulante et aggravante des eaux sulfureuses dans les cas d'accidents vénériens récents;

2° Action stimulante dans les cas de syphilis constitutionnelle comme règle générale, et par exception action antisyphilitique apparente, mais non réelle, même dans les cas où la guérison survient pendant l'usage des eaux seules.

3° Action reconstituante dans les cas de cachexie mercurielle et syphilitique, et de syphilis compliquée de scrofules ou de lymphisme.

4° Action adjuvante ou appui prêté aux spécifiques.

5° Action préventive des accidents mercuriels.

6° Action révélatrice des affections syphilitiques larvées ou latentes.

7° Action diagnostique dans les cas de syphilis et d'herpétisme concomitants.

8° Action affirmative de la syphilis.

Dans son *Traité de pathologie externe*, Follin ne consacre que quelques lignes sans importance à l'emploi des eaux dans la syphilis.

Lancereaux, dans son *Traité historique et pratique de la syphilis*, présente, en quelques pages, un résumé succinct et assez complet de la question.

Bazin, dans son livre sur les syphilides, dit que les eaux sulfureuses peuvent rendre de grands services dans les syphilides anciennes et rebelles.

En 1867, M. Blanc a soutenu à la Faculté de Paris une thèse sur l'action du soufre et des sulfureux dans la syphilis. Ce travail est plein d'intérêt, et reproduit les théories chimiques nouvelles sur l'action de ces médicaments et celle des mercuriaux dans la syphilis. Il sera question de ce travail dans la deuxième partie.

Je crois avoir tracé un historique à peu près complet de la question ; j'ai du moins analysé de mon mieux tous les travaux que j'ai pu connaître, et j'espère n'avoir pas fait d'omission importante. Avant d'étudier moi-même les différents points mis en relief par les divers auteurs que j'ai cités, je crois utile, pour l'intelligence de la question, de la faire précéder de l'exposé de l'action physiologique et thérapeutique du soufre. Qu'il me soit permis de dire que j'aurai souvent, dans le courant de mon travail, à rapporter des expériences chimiques et les théories qui en ont été tirées. Tout en respectant le talent de leurs auteurs et en rendant entière justice à leurs travaux, je tiens à déclarer que je n'entends point en assumer la responsabilité, et que je ne les accepte que sous toutes réserves.

DEUXIÈME PARTIE.

SOUFRE.

Action physiologique du soufre et des sulfureux.

Le soufre et les sulfureux ne sont pas absorbés, disaient en 1844, à l'Académie des Sciences, Millon et Laveran.

Trousseau et Pidoux, dans leur *Traité de Thérapeutique,* s'expriment ainsi : « A une dose peu élevée, 6 à 8 grammes, administré en une seule fois, le soufre agit comme laxatif, sans donner lieu d'ailleurs à de vives coliques. Mais quand on le prend à doses fractionnées, de telle manière qu'il en soit donné 4 à 8 grammes par jour, on voit survenir une excitation générale caractérisée par une augmentation dans la fréquence du pouls et de chaleur à la peau. »

Quand un corps exerce une action physiologique, c'est qu'il est absorbé, dit M. Miailhe, et faisant cette application au soufre, il en conclut qu'en contact avec les humeurs de l'organisme, il doit devenir soluble. Or, l'observation lui a démontré le fait.

« Les liquides du tube digestif influencent chimiquement
» le soufre à l'aide des carbonates alcalins qu'ils renferment;
» le soufre se transforme alors en sulfure et en hyposulfite
» alcalins. Ainsi, nul doute que le soufre n'entre dans la
» grande circulation à la faveur des alcalins contenus dans le
» tube intestinal et en éprouvant au préalable la modification
» que je viens de signaler. Mais ce qu'il est plus difficile d'ex-
» pliquer, c'est que l'un ou l'autre de ces composés arrive en
» nature à la périphérie du corps, parce qu'il résulte des belles
» recherches de Vœlher qu'ils sont tous deux transformés en
» sulfates par l'oxygène du sang, ainsi que l'atteste l'analyse
» des urines des personnes qui en font usage. Toutefois, l'ex-
» plication ne me semble pas impossible à donner; une certaine

» quantité de sulfure, ou plus probablement d'hyposulfite alca-
» lin, échappe à l'action comburante de l'oxygène, et par
» imbibition ou endosmose arrive à la surface de la peau ; là,
» si c'est du sulfure qui est excrété, il se forme un sel alcalin
» et il se dégage de l'acide sulfhydrique ; si c'est au contraire
» de l'hyposulfite qui est perspiré, il est décomposé par la
» même cause ; mais les produits de décomposition sont diffé-
» rents ; il se forme aussi un sel alcalin, mais il se dégage de
» l'acide sulfureux, et il se précipite du soufre. Cette dernière
» supposition explique encore plus aisément que la première
» la couleur particulière que le soufre donne à la peau, ainsi
» que Vogt l'a, le premier, fait observer. La plus grande partie
» du soufre ingéré s'exhale par les urines à l'état de sulfate, le
» reste par la peau et les voies pulmonaires. »

Ainsi donc, d'après Mialhe, le soufre et ses composés sont absorbés, grâce à la transformation qu'ils subissent dans le tube digestif en présence des carbonates alcalins, et ils sont éliminés par trois grandes voies d'excrétion : la peau, les poumons et les reins.

Les sulfureux sont éliminés par la peau à l'état soit d'acide sulfhydrique ou d'acide sulfureux et de soufre qui se précipite ; par les urines, à l'état de sulfates. Par le poumon, l'élimination aurait lieu, selon M. Blanc, à l'état d'acide sulfurique que l'on trouverait dans le mucus, soit d'acide sulfhydrique.

« L'acide sulfhydrique, dit M. Tabourin (*Nouveau traité de matière médicale et de thérapeutique vétérinaire*, page 663), existe dans le sang des animaux qui prennent du soufre, et une partie s'exhale par la peau et les bronches. »

Claude Bernard a prouvé, par des expériences faites sur des chiens, que l'hydrogène sulfuré, administré à dose toxique, soit en l'injectant dans la veine jugulaire, soit en le donnant en boisson, soit en lavement, se trouve dans l'air expiré au bout de trois à cinq secondes. L'orsqu'une faible dose d'acide est injectée dans les veines, il n'y a pas exhalation d'acide sulfhydrique par le poumon, et il faut répéter plusieurs fois l'injection pour en faire apparaître.

Les expériences de Claude Bernard ne prouvent donc point que le soufre, administré à faible dose, comme par exemple dans l'usage interne des eaux sulfureuses, soit éliminé par le poumon à l'état d'acide sulfhydrique. L'expérience suivante tendrait à prouver le contraire.

On sait que si l'on verse dans une solution même très étendue d'un sulfure ou dans une eau sulfureuse quelques gouttes de nitro-ferro-cyanure de potassium, il se produit à l'instant une coloration bleue caractéristique. Si pareil essai est tenté sur une solution d'acide sulfhydrique, il n'y aura pas de réaction; mais il suffira, pour la produire, d'ajouter un peu de potasse caustique. Le nitro-ferro-cyanure de potassium étant un réactif d'une sensibilité extrême, j'ai songé à l'employer dans les conditions suivantes :

Le 27 septembre 1866, j'ai pris un appareil à boule de Liebig, dans lequel j'ai mis de l'eau distillée contenant une quantité notable de nitro-ferro-cyanure de potassium. Tout étant prêt, j'ai bu un quart de litre d'eau de la source du Pré n° 1, contenant 0,078 milligrammes de sulfure de sodium par litre; je me suis rincé la bouche avec de l'eau fraîche; puis, pendant une demi-heure, j'ai fait passer tout l'air que j'expirai à travers l'appareil. Au bout de ce temps, j'ai ajouté dans le liquide un peu de potasse, et je n'ai rien obtenu, preuve évidente qu'il n'y avait pas eu d'acide sulfhydrique exhalé.

L'expérience a été renouvelée les 28 et 29 septembre sans plus de succès.

Déjà, Lambron avait fait cette expérience en se servant de solution d'acétate de plomb ou de manganate de potasse, et avait constaté le même résultat. Il me semble donc que je suis en droit de conclure, qu'administré à doses ordinaires à l'état d'eau sulfureuse, le soufre ne s'élimine point par les voies pulmonaires à l'état d'acide sulfhydrique.

Après avoir exposé les théories chimiques de l'action des sulfureux, il me reste à décrire les effets physiologiques de ces médicaments. Je n'ai point l'intention d'entrer dans tous les développements que pourrait comporter cette étude; je craindrai de perdre trop de vue la question spéciale qui m'occupe. Il me suffira de dire que l'action physiologique des sulfureux se traduit d'une manière générale par des phénomènes d'excitation de toutes les fonctions organiques.

Action des sulfureux dans les maladies vénériennes.

Le soufre et les sulfureux ayant une action excitante sur toutes les fonctions de l'économie, on devait nécessairement supposer que c'était en vertu de cette action que ces médicaments agissaient dans les maladies vénériennes.

Ainsi, la propriété que possèdent les eaux sulfureuses d'exciter les manifestations de la syphilis a-t-elle été la première reconnue par les observateurs, et tous se sont empressés d'en signaler les dangers. Cabias, le premier, mit ce fait en évidence en 1622. De là, à l'emploi des eaux sulfureuses comme moyen provocateur de la syphilis dans les cas douteux, il semble n'y avoir qu'un pas, et cependant il faut arriver à Bru, en 1789, pour voir cette propriété mentionnée. Les médecins qui vinrent ensuite, Yvaren surtout, proclamèrent la vérité de cette assertion.

Swédiaur a dit : « C'est un point de jugement pratique des plus délicats de connaître si la vérole est radicalement guérie. Si nous étions en possession d'un remède qui eût le pouvoir de rendre actives les dernières particules du virus

caché dans le corps, ce serait une découverte qui permettrait
de décéler sa présence, comme l'aimant décèle la présence
du fer.

Ce *desiderata*, exprimé par Swédiaur, Pegot et Lambron
le croient rempli par les eaux sulfureuses, qu'ils regardent
comme la pierre de touche de la syphilis. Lambron dit : « On
est en droit de dire qu'un sujet jadis contaminé est guéri
lorsqu'un traitement thermal énergique n'a chez lui rien fait
apparaître. » Gerdy, Ricord, Pétrequin et Socquet sont plus
réservés, et les deux premiers ont cité des cas où un ou
plusieurs traitements thermaux n'avaient produit aucune
manifestation syphilitique chez des malades qui ont vu des
accidents reparaître un peu plus tard. Pour ma part, j'ai vu
un certain nombre de malades n'éprouver aucune poussée
sous l'influence du traitement thermal, et je n'oserai cependant pas affirmer qu'ils sont guéris. Je reconnais toutefois
que lorsqu'un malade, ayant subi un traitement mercuriel
depuis un temps suffisamment éloigné, ne voit apparaître
aucun accident syphilitique, soit pendant un traitement
thermal sulfureux énergique, soit dans les trois mois qui
suivent, il y a de grandes raisons d'espérer qu'il est définitivement guéri.

Je vais maintenant étudier l'action des eaux sulfureuses
employées seules sur les diverses formes des accidents des
maladies vénériennes.

Blennorrhagie aiguë.

Les eaux sulfureuses ne sont point employées dans le
traitement des maladies aiguës, et cependant il n'en a point
été toujours ainsi, car Th. de Bordeu, dans son *Traité des
maladies chroniques*, cite plusieurs cas de blennorrhagies
aiguës, dans lesquels les eaux furent employées soit seules,

soit unies aux antiphlogistiques. Cette pratique était assez habituelle parmi les Bordeu, car François de Bordeu s'exprime ainsi dans une de ses lettres : « Nos eaux, les Bonnes, comme celles de Baréges, prises en boissons, en bains et en douches, et jointes à l'usage du lait dans les commencements des gonorrhées virulentes, rendent en peu de jours l'écoulement bien libre et louable. Mon père, depuis plus de quarante ans, n'emploie pas d'autre tisane que ces eaux dans ces maladies (¹). »

Blennorrhagie chronique.

Pour ce qui est de la blennorrhagie chronique, Bonet disait en 1690 : « Denique ut omnes latentis ulceris reliquiæ » in partibus genitalibus eximantur aquarum mineralium » potus imperandur est, ut vitriolarum præsertim et ferrugi- » nosarum quales sunt Vallenses et Camerenses, quæ mirè » prœstant ad ulcerum internorum à qualicumque causa or- » tum duxerint. »

Plus tard, les avis ont été partagés. Sydenham blâmait l'emploi des eaux, assez général de son temps, et les accusait de produire des accidents consécutifs. Borie ne consentait à s'en servir qu'après un usage longtemps continué d'autres médicaments. Bientôt, la vérité se fit jour, et c'est un point de pratique bien établi aujourd'hui. Les eaux sulfureuses, pour ne parler que d'elles, guérissent bon nombre de blennorrhagies chroniques, la maladie subissant tantôt une exacerbation avant de disparaître et tantôt n'en subissant pas;

(¹) J'ai soigné cette année (1868) un jeune homme eczémateux atteint de blennorrhagie aiguë, et, au bout de quinze jours de traitement par le copahu, alors que la douleur avait à peu près cessé, j'ai pu lui faire suivre pendant dix-sept jours, sans inconvénient comme aussi sans avantage pour l'écoulement, un traitement thermal d'une énergie moyenne.

quelquefois, mais plus rarement, la maladie, guérie depuis quelque temps, reparaît sous l'influence d'un traitement thermal, pour s'évanouir promptement.

J'ai observé un fait de cette nature. Les eaux en boisson paraissent jouer le principal rôle dans la cure; elles agissent probablement en vertu de l'action excitante qu'elles exercent d'une manière si marquée sur l'appareil génito-urinaire.

SYPHILIS.

Action des eaux sulfureuses sur le chancre.

Je rappellerai, en commençant, ce grand principe de thérapeutique thermale : c'est que les maladies chroniques seules en sont justiciables. Il ne faut donc pas s'étonner de voir les auteurs proclamer à l'envi la funeste influence des eaux dans les accidents aigus de la syphilis.

On a accusé les eaux sulfureuses de favoriser l'induration du chancre; on les a déclarées mauvaises dans le traitement du chancre phagédénique. Telle n'est pas, sur ce dernier point du moins, l'opinion de Ricord : « Le phagédénisme, a-t-il dit à la Société d'hydrologie, offre quelque chose de complexe, et l'action exercée même au moyen d'eaux artificielles sur la peau, sur les conditions générales, est favorable. » Je n'ai point eu, pour ma part, à traiter de chancre phagédénique; mais, *à priori,* il me semble que cet accident se rencontrant chez des sujets dartreux, scorbutiques, scrofuleux ou cachectiques, les eaux minérales, en général, et les eaux sulfureuses, en particulier, doivent avoir leur période d'opportunité.

Engorgement ganglionnaire.

M. Baizeau seul, à ma connaissance du moins, s'est occupé de l'action du traitement thermal sulfureux dans cette manifestation morbide, qui résiste si souvent au traitement spécifique. « Ces indurations, dit-il, qu'on est en droit de regarder comme indépendantes d'un état syphilitique constitutionnel et entretenues simplement par l'altération moléculaire qui s'est faite dans la gangue ganglionnaire, lorsque toutes les autres manifestations vénériennes ont disparu à la suite du traitement, cèdent souvent à l'usage des eaux sulfureuses en bains, en boissons, et surtout en douches ; tandis que les adénites chroniques, liées encore à l'infection virulente, ne m'ont presque jamais paru avoir tendance à la résolution. Au contraire, sur cinq cas, j'en ai quatre dans lesquels l'inflammation s'est réveillée. » Tout consiste à établir le diagnostic entre ces deux sortes d'engorgements ; ce qui ne nous paraît pas une mince difficulté.

Douleurs rhumatoïdes.

Sur 15 malades atteints de douleurs rhumatoïdes, 2 seulement, dit M. Baizeau, ont été soulagés ; les 13 autres ont vu leurs douleurs augmenter d'abord, puis revenir ce qu'elles étaient antérieurement. M. Armand a été plus heureux : Sur 29 cas, il a obtenu 16 guérisons ou améliorations.

Syphilides.

Pour les deux auteurs cités ci-dessus, les syphilides sont, de tous les accidents vénériens, ceux contre lesquels les eaux sulfureuses ont le plus d'efficacité. Presque toutes, dit M. Baizeau, se sont dissipées aussi rapidement que les mêmes affections cutanées qui n'étaient pas sous la dépendance de la syphilis. Comment concilier cette opinion avec les témoignages nombreux fournis par la plupart des auteurs. Tous les médecins qui ont écrit sur le traitement de la syphilis par les eaux ont noté avec beaucoup de soin l'action

excitante et aggravante exercée sur les syphilides. Les syphilides, dit M. Baizeau, seront dissipées aussi rapidement
que les mêmes affections qui n'étaient pas sous la dépendance
de la syphilis, et, d'un autre côté, nous avons vu Reullier,
Parent-Duchatelet, Mérat et Delens, et, après eux, Pégot et
Lambron fonder leur diagnostic sur la profonde différence
d'action des eaux sulfureuses dans les affections syphilitiques
qu'elles aggravent, et dans les maladies herpétiques qu'elles
améliorent. Me basant sur cette action bien connue, j'ai pu,
l'an dernier, reconnaître à l'aggravation que les eaux lui
avaient fait subir un psoriasis palmaire syphilitique; le traitement mercuriel est venu me prouver que je ne m'étais
point trompé.

Comment alors peut-on expliquer l'action antisyphilitique
apparente signalée par Baizeau, et avant lui par F. de Bordeu?
Il me semble que l'on peut admettre que les syphilides ne
disparaissent que chez les malades qui ont pris antérieurement une quantité suffisante de mercure. Telle est l'opinion
de mon confrère Lambron. Je n'ai jamais eu, pour ma part,
à observer de fait de cette nature.

Angines. — Plaques muqueuses de la gorge.

L'angine syphilitique, compliquée ou non de plaques
muqueuses, ne me paraît pas influencée par le traitement
thermal d'une manière notable. Dans les faits que j'ai
recueillis, après avoir constaté l'impuissance du traitement
thermal, j'ai vu les accidents disparaître assez promptement
sous l'influence de cautérisations au nitrate d'argent ou de
gargarismes au sublimé, ou bien encore en touchant les
pointes malades avec de l'acide phénique dilué.

Ulcérations.

L'action excitante des eaux sulfureuses est à redouter chez

les sujets atteints de syphilide maligne ulcéreuse; on ne peut guère employer chez eux les sulfureux qu'à l'intérieur, et encore avec une grande réserve.

Il est une autre classe d'ulcérations qui se rencontrent chez les syphilitiques qui sont en même temps scrofuleux. On voit chez ceux-ci une transformation d'un état chronique spécifique, avec tendance à l'envahissement, se changer en un état aigu plus propre à amener la cicatrisation, en même temps que l'organisme se reconstitue.

Douleurs ostéocopes. — Exostoses.

Les douleurs ostéocopes sont, en général, augmentées par le traitement thermal; les exostoses et périostoses ne semblent que peu ou point influencées.

État cachectique dû à la syphilis, compliqué ou non de scrofules.

Plusieurs malades, dit M. Baizeau, très amaigris et considérablement affaiblis par suite de l'affection qui les minait depuis longtemps, plongés en un mot dans une cachexie syphilitique profonde, ont mal supporté les eaux; ils ont été fatigués par les bains, et plusieurs, pris de courbature et de fièvre, ont dû mettre fin au traitement minéral pour quelque temps. Il ne faut point conclure de là que les eaux sulfureuses ne sont point favorables dans ces circonstances; tous les auteurs, à l'encontre de M. Baizeau, sont unanimes pour en proclamer les avantages.

Le remontement général dont parle Bordeu, comme étant l'effet commun des eaux minérales, s'observe le plus souvent, et le malade se reconstitue et devient apte à tolérer la médication spécifique.

En formulant cette grande action des eaux minérales (le remontement général), Bordeu s'en est tenu à une observation rigoureuse et intelligente; mais il n'a point cherché à en donner l'explication. Aujourd'hui, la science a marché, et il est permis de risquer une interprétation.

Dans toute maladie chronique, ce qui frappe tout d'abord l'observateur, c'est l'existence d'un état d'asthénie de toutes les fonctions, un ralentissement des actes organiques, un abaissement du chiffre des globules sanguins et une augmentation de la partie aqueuse.

L'action excitante que le soufre exerce dans tout l'organisme, l'impulsion qu'il donne à toutes les sécrétions tendent à ramener les fonctions à leur état physiologique; de plus, le soufre exerce une action spéciale sur la peau, vers laquelle il a de la tendance à se porter pour s'éliminer, et cette action les bains sulfureux et les douches viennent y ajouter encore. Les théories modernes de Virchow, Kölliker, Robin accordent aux ganglions, comme aux glandes vasculaires sanguines, pour usage de former la grande majorité des corpuscules du chyle et de la lymphe, qui, plus tard, se convertiront en globules rouges. Nous aurons donc, par le seul fait du rétablissement des fonctions de ces glandes, une reconstitution du sang, et par conséquent de l'organisme. Or, y a-t-il un moyen plus puissant d'agir sur les ganglions que d'exercer, par l'intermédiaire de la peau, une influence considérable sur les vaisseaux lymphatiques afférents aux ganglions, vaisseaux qui forment sur cotto membrane de si merveilleux lacis?

Que l'état cachectique soit le fait de la syphilis seule ou que la scrofule le complique, les eaux sulfureuses ont une action également favorable. Peut-être, les syphilitiques scrofuleux, ou du moins lymphatiques, sont-ils ceux qui en éprouvent les meilleurs effets.

Action du mercure sur l'économie et sur la syphilis.

Suivant Mialhe et Voït, les mercuriaux, pour être absorbés,

doivent se transformer en bichlorure, transformation qui s'opère aux dépens des chlorures alcalins du tube digestif; les effets produits sont en rapport avec la quantité transformée et non avec la dose ingérée.

Cette théorie acceptée, on s'en est servi pour expliquer l'action du mercure, et on a attribué à la combinaison du sublimé avec l'albumine la propriété d'engendrer des produits aptes à être résorbés, mais non à passer à l'état de tissus permanents. Par cette combinaison, les produits morbides syphilitiques modifiés ne peuvent s'organiser; ils sont rendus inoffensifs et éliminés. Cette théorie ne repose que sur des expériences de laboratoire; cependant l'influence des mercuriaux sur le sang est bien établie. On voit l'eau du sang augmenter, ainsi que l'hématine; les globules et l'albumine diminuent; il y a de la tendance aux hémorrhagies. D'une façon générale, l'action du mercure sur l'économie s'oppose au développement et à l'accroissement des tissus normaux (Lancereaux).

Selon les expériences d'Orfila et Flandin, les mercuriaux donnés en excès forment avec l'albumine des tissus des chloro-albuminates insolubles. Ces albuminates impriment au sang une modification d'où résulte la cachexie mercurielle, qui diffère de l'anémie en ce que la plasticité du sang est augmentée.

Le mercure est éliminé principalement par le tube digestif, la bouche et la peau, et si la sécrétion est exagérée, il y a diarrhée, salivation ou hydrargyrie. Le mercure a donc, dit M. Blanc (Thèse de Paris, 1867), une action physiologique sur tous les épithéliums, auxquels il imprime une modification qui va rendre compte de l'action de ce médicament dans la syphilis. Pour M. Blanc, le mercure n'est point un spécifique; il n'agit point sur la diathèse syphilitique : c'est un modificateur des accidents secondaires. L'auteur s'appuie sur l'autorité de Martin-Damourette, Kuss (de Strasbourg) et Sée. Si le mercure était un spécifique, dit-il, il devrait toujours guérir, et chacun sait qu'il est loin d'en être toujours ainsi. Donné préventivement, il retarde à peine l'apparition des accidents secondaires, et n'a pas d'action sur les tertiaires; enfin, les malheureux ouvriers intoxiqués par le mercure qu'ils emploient dans leur profession peuvent néanmoins contracter la vérole. Cependant, le mercure a une action incontestable sur les accidents secondaires; il agit, dans ces cas, en vertu de la modification particulière qu'il imprime à tous les épithéliums dans lesquels sont localisés les accidents. Le mercure perd sa valeur dans les accidents tertiaires, parce que la maladie, abandonnant les épithéliums, a envahi les tissus connectifs; c'est dans ce cas qu'un nouveau médicament, l'iodure de potassium, est employé avec avantage, parce qu'il jouit d'une action spéciale sur les tissus affectés.

Quand les épithéliums et les tissus connectifs sont malades à la fois, c'est à dire quand on est en présence de ces accidents de transition entre les secondaires et les tertiaires, il est utile d'employer les médicaments qui agissent sur les deux genres de tissus atteints; on associe alors avec avantage les mercuriaux et l'iodure de potassium.

Je n'oserais affirmer que les théories que je viens d'exposer sont l'expression de la vérité, et j'en laisse la responsabilité à ceux qui les ont mises en avant. Il faut reconnaître cependant qu'elles ont le mérite de donner une explication acceptable de l'action des mercuriaux et de l'iodure de potassium dans la syphilis : les succès et les insuccès du traitement dans divers cas peuvent ainsi recevoir une interprétation plausible, et en les admettant, le praticien sera moins embarrassé pour instituer sa thérapeutique.

J'ai cru utile de rapporter ici ces théories nouvelles et

encore peu connues; cela m'a semblé nécessaire pour l'intelligence plus complète de la question qui m'occupe.

Action des sulfureux sur les mercuriaux et les accidents qu'ils entraînent.

Mialhe, Astrie, Filhol, Colomies et Blanc ont démontré, par une foule d'expériences, que si l'on verse dans de l'albumine une solution de sublimé jusqu'à la formation d'un précipité épais, et qu'on y ajoute quelques gouttes de sulfite ou d'hyposulfite de soude, ou même du sulfure de sodium ou de calcium, le précipité se redissout promptement. Ces expériences, variées de toutes les manières, ont toujours donné le même résultat, à savoir la dissolution du précipité formé. Les eaux sulfureuses, renfermant des sulfites et des hyposulfites, agiraient, d'après ces expériences, dans la cachexie mercurielle, en dissolvant les chloro-albuminates hydrargyriques précipités dans l'intimité des tissus, et en favoriseraient l'élimination (1).

Jusqu'à M. Blanc, toute cette théorie reposait exclusivement sur des expériences de laboratoire, lorsque, dans sa Thèse soutenue en 1867, il rapporta des expériences nouvelles. D'abord, sur trois malades qui prenaient des mercuriaux depuis assez longtemps, il a constaté la présence du mercure dans l'urine; puis il a donné, aux deux premiers, 3 grammes de soufre par jour, et au troisième, deux verres d'eau d'Enghien. Le mercure a continué à se montrer dans l'urine, et même, chez le troisième malade, la quantité éliminée a augmenté; il est vrai que le malheureux était fortement intoxiqué par le mercure.

(1) Les expériences que j'ai faites m'ont démontré que les eaux sulfureuses ne dissolvent point le coagulum formé par l'albumine de l'œuf et le bichlorure de mercure.

Cette observation prouve la fausseté de la théorie qui admet que le soufre forme, avec le mercure introduit dans l'économie, un composé insoluble. Dans une deuxième série d'expériences, portant sur cinq malades qui avaient pris pendant un certain temps une grande quantité de mercure, mais qui n'en prenaient plus depuis trois semaines au moins, M. Blanc a recherché le mercure dans les urines; le résultat fut négatif pour les trois premiers malades, positif pour les deux autres, et on vit chez ces derniers la quantité de mercure augmenter quand on fit l'usage des sulfureux.

De ces expériences, M. Blanc tire les conclusions suivantes :

1° Les sulfureux introduits dans l'économie ne forment point avec le mercure de composés insolubles;

2° Ils fluidifient, au contraire, les sels organiques de mercure accumulés dans la trace des tissus, et ces composés, devenus solubles sous l'influence du soufre, sont remis en circulation et éliminés en plus grande quantité par les sécrétions.

On connaît maintenant l'action des sulfureux mis directement en présence des sels de mercure, et les expériences que je viens de rapporter semblent démontrer qu'administrés à des malades saturés de mercure, ils favorisent l'élimination de ce métal.

Je vais m'occuper maintenant des accidents causés par les sels de mercure et des heureux effets des eaux sulfureuses dans les cas de cette nature.

Les mercuriaux donnés à des doses non toxiques peuvent déterminer la salivation, la diarrhée ou la cachexie.

Il y a bien longtemps que l'on a reconnu la propriété des sulfureux d'empêcher la salivation chez les malades soumis au traitement mercuriel. Cet heureux résultat s'explique par le pouvoir que possède le soufre de forcer le mercure de s'éliminer, surtout par la peau; l'action préventive de la diarrhée me semble être de même nature, et, de plus, tenir à ce que les eaux sulfureuses ont de la tendance à provoquer la constipation. Contre la cachexie mercurielle vient lutter l'action reconstitutive générale des sulfureux, en vertu de l'action énergique qu'ils exercent sur le système lymphatique, qui devient ainsi une des causes puissantes de rétablissement, et puis, enfin, les sulfureux opérant la dissolution des chloro-albumino-hydrargyrates des tissus et en favorisant l'expulsion par l'activité qu'ils impriment à toutes les sécrétions, agissent directement sur la cause première de la maladie, qu'ils tendent à faire disparaître.

Le soufre, par son absorption, dit M. Blanc, passe à l'état d'hyposulfite et de sulfite, et ce sont ces composés qui, se trouvant en présence des chloro-albuminates-hydrargyriques, vont fluidifier ces coagulums, remettre le mercure en circulation, et favoriser son élimination par la surface cutanée. Alors intervient une nouvelle action des sulfureux; le mercure, une fois arrivé à la peau, pourrait être en partie réabsorbé par cette voie, si, par l'hydrogène sulfuré que dégagent ces bains, il n'était transformé en sulfure insoluble et emporté par le bain lui-même.

La théorie est séduisante; mais est-elle vraie? Peu importe, du reste, l'explication donnée, puisque les bons effets des sulfureux dans la cachexie mercurielle sont incontestables.

Action du mercure et des sulfureux combinés sur la syphilis.

Meighan paraît être le premier qui ait conseillé l'usage simultané de ces deux médications et qui en ait reconnu les avantages. Comme les eaux, dit-il, de quelque manière qu'elles pénètrent dans le corps, tendent aux mêmes bonnes fins que cet excellent minéral, en diminuant, dissolvant, dépurant les humeurs visqueuses et coagulées, il s'ensuit sûrement qu'employées ensemble et se venant réciproquement en aide, la cure sera plus certaine, plus facile et plus prompte.

Les divers observateurs qui ont suivi n'ont fait qu'affirmer la vérité de ce qu'avait avancé Meighan.

La combinaison des deux méthodes a de nombreux avantages, et d'abord l'absence des accidents dont nous venons de parler dans le chapitre précédent (accidents mercuriels), puis la possibilité de faire tolérer les mercuriaux par des malades qui ne pouvaient les supporter. Il est impossible de nier que l'usage des sulfureux pendant le traitement mercuriel augmente leur puissance curative, soit parce qu'on peut porter plus haut la dose des sels employés, soit parce que l'effet toxique étant annihilé et les malades n'en ressentant pas la pernicieuse influence, l'économie, qui a conservé toute sa vigueur, est plus apte à réagir contre la maladie.

Étant admis que la combinaison des médications sulfureuses et mercurielles offre de sérieux avantages dans le traitement de la syphilis, comment convient-il de diriger cette double médication pour en retirer les meilleurs effets possibles?

Certains médecins fort distingués emploient, conjointement avec le traitement thermal, les préparations mercurielles de la manière suivante :

Le sel préféré est le bichlorure dissous dans de l'eau ou incorporé dans un sirop et mêlé à la boisson sulfureuse; ils savent bien que ce mélange donne lieu à la formation d'un précipité de sulfure, mais ils croient qu'en raison de son état natif il est mieux absorbé; ils avouent cependant que le bichlorure ainsi transformé peut être porté sans inconvénient à 10 et 15 centigrammes par jour.

Quelque témérité qu'il y ait de ma part à opposer mon opinion à celle de mes savants confrères, je le ferai cependant, prêt à proclamer que je suis dans l'erreur si la pratique vient me le démontrer.

J'ai, comme mes confrères, administré les mercuriaux dans l'eau sulfureuse; mais j'y ai renoncé depuis pour les raisons suivantes :

Mialhe, ainsi que je l'ai dit plusieurs fois, a démontré que toutes les préparations mercurielles introduites dans l'organisme n'étaient absorbées qu'à la condition de se transformer préalablement en bichlorure, et cela aux dépens des chlorures alcalins avec lesquels ils sont en contact.

Les divers sels de mercure subissent cette transformation avec plus ou moins de facilité, et, parmi eux, ce sont précisément les sulfures qui offrent la plus grande résistance. Quel avantage peut-il donc y avoir à transformer du bichlorure en sulfure en le versant dans de l'eau sulfureuse, puisque, pour être absorbé, il doit revenir de nouveau à son état primitif. Il en résulte qu'une grande partie du sulfure doit rester inerte, insoluble, et c'est ce qui nous explique qu'on ait pu porter les doses de sublimé ainsi administré à 10 et 15 centigrammes par jour.

Je m'étais promis d'étudier les modifications que les divers composés de mercure subissaient en présence des eaux sulfureuses; voici les résultats des expériences que j'ai entreprises à ce sujet.

Si l'on verse dans des tubes ou dans des verres à expériences de l'eau sulfureuse et qu'on y ajoute diverses préparations mercurielles, on obtient des résultats différents suivant les sels employés.

Il y a d'abord une différence notable dans la manière dont se comportent les composés correspondant à l'oxydule Hg^2O et ceux correspondant au protoxyde HgO, les premiers ne subissant presque aucune altération, tandis que les seconds, au contraire, sont fortement modifiés.

Parmi les premiers, le protoiodure est à peu près seul employé comme anti-syphilitique ; si l'on verse ce sel en nature dans l'eau sulfureuse, ou bien si préalablement on l'a suspendu dans un sirop, la réaction est très peu marquée, surtout dans les derniers cas, et c'est à peine s'il y a une très infime portion de sulfure formé.

Les sels qui correspondent au protoxyde sont au contraire sensiblement altérés ; avec le biiodure, l'eau devient fortement ambrée, et du sulfure noir grenu se précipite ; avec le bichlorure, la formation du sulfure est encore plus forte, à tel point qu'il semble que tout le bichlorure ait été décomposé. C'est du moins ce que paraît indiquer l'expérience suivante :

J'ai pris un quart de litre d'eau du Pré n° 1, et j'y ai versé 20 gr. d'une solution de bichlorure dans de l'eau distillée (cette solution renfermait 0,20 cent. de bichlorure pour 60 gr. d'eau) ; j'ai donc employé environ 6 cent. de ce sel. L'eau sulfureuse a fortement bruni, un précipité abondant s'est formé, et, après filtration, la liqueur, essayée par l'iodure de potassium ou le cuivre décapé, n'a décelé aucune trace de mercure.

Il serait très important de connaître quelle est la quantité de sel mercuriel, de bichlorure, par exemple, qui peut être précipité par le sulfure de sodium contenu dans nos eaux ; on saurait un peu mieux ce que l'on fait quand on donne ce médicament dans ce véhicule.

Il me semble résulter de ces expériences, que les divers composés mercuriels, ceux surtout qui sont solubles, sont transformés par les eaux sulfureuses en sulfure noir, sulfure à peu près insoluble, et qui, de toutes les préparations de mercure, se prête le moins à la transformation en bichlorure, nécessaire, suivant Mialhe, pour que le médicament puisse être absorbé.

Je ne suis donc pas d'avis d'administrer les sels de mercure dans l'eau sulfureuse, et je crois même qu'il ne faut pas les -faire prendre à une distance trop rapprochée du moment où l'eau sulfureuse est bue, et voici pourquoi : Si l'eau sulfureuse était prise trop tôt après l'administration du mercure, l'effet serait à peu près le même que si les deux médicaments étaient donnés ensemble. Au contraire, il me semble, avec M. Blanc, que si les eaux sont ingérées après que les mercuriaux ont été absorbés, c'est à dire une heure ou une heure et demie après, alors ces sels ne se trouveront plus en présence de l'hydrogène sulfuré qui se trouve dans le tube digestif ou dans le système veineux avant l'oxydation pulmonaire, mais bien en face d'hyposulfites et de sulfites qui, loin de nuire à leurs effets thérapeutiques, les rendront au contraire plus actifs ; car non seulement ils ne les précipitent point à l'état insoluble, mais, comme je l'ai déjà dit plusieurs fois, ils jouissent, au contraire, de la propriété de dissoudre les chloro-albuminates-hydrargyriques déjà formés.

A ces raisons scientifiques vient s'en ajouter une autre, moins importante certainement, mais devant laquelle cependant il faut bien s'incliner ; c'est la suivante : quand on verse une préparation mercurielle dans de l'eau sulfureuse, le liquide se trouble presque instantanément, et un nuage noirâtre se produit par suite de la formation d'une petite quantité de sulfure insoluble. Ne peut-on pas craindre que cette réaction révélatrice ne vienne initier le public aux infortunes du malheureux qui tient dans ses mains la coupe accusatrice? Et le médecin n'agit-il pas prudemment en évitant à son client la possibilité de cette situation critique?

Je préfère donc donner les mercuriaux non mélangés à l'eau sulfureuse, et environ une heure avant le moment où le malade se rendra à la buvette.

Les mercuriaux, utiles dans les accidents secondaires,

cessent de l'être dans les accidents tertiaires, et ne suffisent pas dans la période de transition : l'usage de l'iodure de potassium est alors indiqué.

Certains médecins administrent l'iodure dans l'eau sulfureuse; les malades, disent-ils, en prennent aisément 2 ou 3 grammes. Cependant, il est des cas où l'action du médicament est trop diminuée, et alors il faut l'administrer à part.

De leur aveu donc, l'iodure de potassium, mélangé à l'eau sulfureuse, peut perdre trop de son action; n'est-ce pas un aveu indirect que cette action est toujours diminuée, et alors pourquoi donner ainsi ce médicament? Je vois bien les inconvénients de cette pratique, mais je désirerais en connaître les avantages.

S'agit-il de donner à la fois les mercuriaux et l'iodure de potassium, les premiers seront donnés le matin avant d'aller à la buvette, et le second le soir dans de la tisane.

Il faut avoir soin de ne pas exagérer l'énergie du traitement thermal; il arrive quelquefois, en effet, que, sous l'influence d'eaux trop fortes, l'amélioration déjà obtenue demeure stationnaire; il suffit souvent alors de faire usage de sources moins actives pour amener la guérison.

Il est bien difficile de tracer d'avance la marche que doit suivre le traitement thermal de la syphilis; il est une foule de circonstances qui obligent à le modifier. Ainsi, par exemple, le tempérament du sujet, la susceptibilité de son système nerveux, la période de la maladie, sa gravité plus ou moins grande, la nature des accidents, l'existence de traitements antérieurs plus ou moins bien suivis, plus ou moins bien supportés, etc., voilà autant de conditions que le médecin des eaux devra peser avant de formuler un traitement; les phénomènes qui viendront ensuite, la tolérance plus ou moins grande du malade pour les eaux, lui fourniront de nouvelles indications.

A propos du traitement, je me permettrai de rapporter quelques lignes du travail de M. Baizeau : « Il est, dit-il, un
» fait important qu'on ne peut pas récuser, c'est que les eaux
» sulfureuses que nous avons vues sans efficacité contre le
» virus lorsqu'elles agissent seules, et le plus souvent sans
» effets avantageux contre les diverses manifestations syphili-
» tiques, deviennent très salutaires lorsqu'on leur unit l'iodure
» de potassium. Du moment qu'on ajoute ce dernier médica-
» ment, toutes ces affections rebelles et s'exagérant sous la
» seule influence thermale, se dissipent comme par enchante-
» ment. Je ne veux pas soutenir que plusieurs de ces malades
» n'auraient pas pu guérir avec les moyens ordinaires plus
» longtemps continués, car il est certains malades qui n'a-
» vaient fait qu'un traitement antisyphilitique incomplet;
» mais encore reste-t-il, comme fait acquis, qu'avec l'iodure
» de potassium seul, on n'aurait pas obtenu des résultats
» aussi rapides, et que les eaux ont puissamment concouru
» à faciliter ses effets. »

Cette propriété qu'aurait l'iodure de potassium d'entraver l'action excitante des eaux sulfureuses, me semble avoir besoin de confirmation. Pour ma part, je ne l'ai point obser-vée; mais je me propose de l'expérimenter quand l'occasion s'en présentera. Il y a trop d'avantages quelquefois à pouvoir modérer la poussée thermale, tout en continuant la médica-tion, pour ne pas tenter, dans ces cas, l'action d'un médica-ment qui posséderait une si heureuse influence.

De l'avis de tous les médecins hydrologistes, une des pro-priétés les mieux établies des eaux sulfureuses est la vertu qu'elles ont de provoquer le retour des accidents syphiliti-ques; aussi la plupart des malades qui sont envoyés à Luchon viennent-ils pour s'assurer de leur guérison. Le traitement est énergique, suivi régulièrement le plus souvent, et cependant le temps s'écoule, rien n'apparaît, le patient chante déjà victoire, le médecin même se laisse aller quelquefois à se réjouir avec lui ; mais un mois, deux mois, trois mois peut-être s'écoulent et les accidents reparaissent. Que s'est-il donc passé ? Les eaux ne jouiraient-elles pas de la propriété de raviver la syphilis latente ? Les médecins hydrologistes auraient-ils abusé de la confiance de leurs confrères et de leurs clients ? Telle ne doit pas être l'explication de ces faits, si nombreux qu'ils pourraient presque être regardés comme la règle.

Pour expliquer ce manque de poussée, il suffit de se rappeler que presque tous les malades qui viennent réclamer nos soins ont pris récemment des mercuriaux ou de l'iodure de potassium ; les uns, en ont cessé l'usage depuis un mois, la plupart depuis quinze jours, huit jours, quelquefois même moins encore. C'est dans l'action de ces médicaments, action qui se prolonge assez longtemps, qu'il faut chercher l'explication de l'absence de poussée syphilitique ; aussi ne saurais-je trop recommander aux médecins qui veulent envoyer aux eaux sulfureuses un syphilitique dont ils veulent éprouver la guérison, de s'abstenir absolument de toute médication spécifique au moins deux mois, si ce n'est trois, avant leur départ pour les thermes.

Cette précaution est plus importante qu'on pourrait le croire, car il y aurait tout avantage pour le malade à pouvoir provoquer promptement une poussée, que l'on pourrait combattre tout en continuant le traitement thermal, auquel on associerait les spécifiques, dont l'action serait plus énergique, plus inoffensive, et dont on pourrait porter les doses à un degré élevé si cela était nécessaire.

De tout ce qui précède, il me semble permis de tirer les conclusions suivantes :

1º Les eaux sulfureuses aggravent, en général, les accidents vénériens récents.

2º Dans la syphilis constitutionnelle, lorsque les eaux sont employées seules, elles augmentent, en général, les accidents actuels, ou donnent lieu à l'apparition d'accidents nouveaux. Si quelquefois les accidents disparaissent sous l'action des eaux seules, on peut supposer ou que le malade le doit à l'influence d'un traitement antisyphilitique antérieur, ou bien que la syphilis est entrée dans une de ses périodes de sommeil qui ne sont pas rares pendant sa durée. Mais il ne faut point oublier la phrase de Bordeu que j'ai prise pour épigraphe : « Nous ne pensons pas, ni ne voulons faire croire que nos eaux guérissent les maux vénériens. »

3° Les eaux sulfureuses ont une puissante action reconstituante dans les cachexies mercurielle et syphilitique; elles semblent convenir surtout aux syphilitiques lymphatiques ou même scrofuleux.

4° Les eaux sulfureuses aident puissamment l'action des spécifiques, et en favorisent souvent la tolérance.

5° Elles préviennent l'apparition des accidents mercuriels.

6° Elles ont le pouvoir de provoquer l'apparition d'accidents syphilitiques chez les malades en proie à cette maladie, à l'état latent ou sous forme larvée.

7° Dans les cas de syphilis et d'herpétisme concomitants, ou dans les cas douteux, les eaux sulfureuses permettent d'établir le diagnostic.

8° Quand un malade ayant subi un traitement mercuriel, depuis un temps suffisamment éloigné, ne voit apparaître, sous l'influence d'un traitement thermal sulfureux énergique, aucun accident nouveau, soit immédiatement, soit dans les trois mois qui suivent, il y a de grandes raisons d'espérer qu'il est définitivement guéri.

TROISIÈME PARTIE.

OBSERVATIONS.

Les faits qui ont servi de base à ce travail sont au nombre de 43, et ont été observés par moi à Bagnères-de-Luchon.

Sur ce nombre, 33 se sont montrés chez des hommes, et 10 seulement chez des femmes.

11 malades ont été étudiés pendant deux ou trois années consécutives.

33 malades avaient des accidents au moment où je les ai observés, et 10 n'en avaient point. Les accidents consistaient en angines spécifiques, avec ou sans plaques muqueuses, en lésions de la langue et en syphilides. 3 fois seulement j'ai vu des accidents tertiaires. 11 fois les traitements mercuriel et thermal ont été combinés; dans les autres cas, ce dernier a été employé seul.

Je n'ai vu que 8 fois une poussée se manifester pendant la durée du traitement, et une seule fois elle a été énergique. Plusieurs malades ont éprouvé une poussée après le traitement thermal; mais comme je perds de vue la plupart d'entre eux, il m'est impossible de rien spécifier à cet égard.

Résultats obtenus.

Parmi les 33 malades atteints d'accidents, deux ne se sont présentés à moi qu'une seule fois; je les éliminerai donc de ma statistique. Sur les 31 restants, j'ai pu constater 5 fois la guérison, soit pendant, soit après une ou plusieurs saisons faites à Luchon. En outre, 12 malades ont obtenu une amélioration plus ou moins grande, et même l'un d'eux peut être regardé comme guéri actuellement. Il est probable aussi que parmi les autres plusieurs encore ont eu à se louer des résultats obtenus, mais je ne possède aucun renseignement à cet égard.

Enfin, des 10 malades qui n'avaient point d'accidents au moment où je les ai observés, un seul en a vu apparaître pendant le traitement thermal, et encore le psoriasis palmaire qui s'est produit a-t-il cédé promptement.

J'ai déjà parlé de la rareté des poussées observées par moi pendant le traitement thermal sulfureux; j'y reviendrai dans les réflexions qui suivront les Observations que je vais rapporter.

Ire OBSERVATION. — M. X..., vient me consulter en 1866. Il y a un an, il a eu un chancre avec bubon, et a été traité par Ricord. De divers accidents qu'il a eus, il ne lui reste plus aujourd'hui qu'une angine spécifique, avec plaques muqueuses sur le voile du palais et les amygdales. Le malade boit de l'eau sulfureuse, prend des bains et des douches d'une force successivement croissante et quelques bains d'étuves. Les plaques muqueuses ne disparaissent que sous l'influence d'un traitement local : cautérisation avec du nitrate d'argent en solution. Le malade fut guéri, et revient l'année suivante. Il n'a rien vu réapparaître; il a notablement engraissé; il se soumet par prudence à un nouveau traitement thermal, et j'ai la satisfaction de constater qu'il ne se développe aucune espèce d'accident. On peut donc espérer que le malade est guéri radicalement.

IIe OBS. — M. X... a eu, en 1865, des écorchures à la verge, écorchures d'une nature indéterminée, mais qui, sans doute, ont été des chancres. Le malade fut cautérisé, puis suivit un traitement probablement antisyphilitique. Plus tard, il a eu des croûtes dans les cheveux, de fréquents petits accès de fièvre, puis des névralgies et de la céphalée; enfin, des douleurs rhumatoïdes dans les bras, les épaules et les jambes. Lorsque je vois le malade, en août 1866, voici ce que j'observe : le teint est jaune, le malade a beaucoup maigri; son nez est rouge, et présente, à son extrémité, une foule de petites pustules; il y a aussi de petites taches brunâtres sur les jambes, et le malade y ressent des douleurs. Le traitement thermal est commencé le 7 août. Je revois le malade le 15; les douleurs sont beaucoup plus vives; elles empêchent le sommeil. Il n'y a pas d'appétit; cependant, le teint est meilleur. Le traitement est suspendu deux jours, puis repris. Sous son influence, l'état du nez s'améliore, l'appétit est revenu, les douleurs continuent. Le malade est obligé de partir le 24. Il revient à Luchon en août 1867. L'hiver a été mauvais; le nez va bien, à quelques boutons près; une exostose s'est montrée sur le tibia gauche. D'accord avec le médecin du malade, le traitement thermal est repris, et un traitement spécifique vient s'y adjoindre. Il consiste en sirop de Gibert. Le malade part après vingt-quatre jours de traitement. L'exostose a à peu près disparu, le malade s'est reconstitué, l'appétit est bon. Il revient à Luchon en 1868; l'état général est assez satisfaisant, douleurs rhumatoïdes dans divers points, hydarthrose du genou droit. Un traitement thermal est suivi régulièrement pendant trois semaines. L'hydarthrose disparaît à peu près complètement, les douleurs s'effacent. J'ai appris depuis qu'elles s'étaient montrées de nouveau.

IIIe Obs. — M. X... a eu un chancre en 1866. Trois mois après, malgré un traitement préventif, il a eu du mal à la gorge, puis des pustules d'ecthyma sur la face et les bras. Il a pris encore du mercure et de l'iodure de potassium, il y a quelques jours à peine. Le malade vient me consulter le 31 juillet 1865. Je constate la présence sur la face de pustules d'ecthyma; il existe surtout une pustule ulcérée fort large sur le sourcil droit. Teint jaunâtre, malade profondément cachectique. Je prescris un traitement thermal d'une énergie graduellement croissante et de la liqueur de Van-Swieten. Au bout de quinze jours, une poussée très énergique se manifeste, de nouvelles pustules se développent, les ulcérations s'élargissent; le malade part huit jours plus tard dans le même état. Il revient me trouver en 1866, et me raconte que l'année précédente, après avoir quitté Luchon, la poussée a continué assez longtemps; puis, sous l'influence d'un traitement spécifique, son état s'est amélioré. En octobre, il a eu une autre pustule sur la jambe, et tout est rentré dans l'ordre. Les mercuriaux et l'iodure de potassium ont été longtemps continués, jusque vers le mois de février. Je constate que le malade est bien, qu'il a notablement engraissé ; son teint est bon ; les pustules d'etchyma ont laissé des cicatrices indélébiles. Le malade vient pour s'assurer de sa guérison. Un traitement thermal énergique, mais trop court (quatorze jours), ne donne lieu à l'apparition d'aucun accident. Le malade revient me voir en août 1868 ; sa santé est parfaite, il n'a point vu apparaître d'accidents nouveaux depuis 1865 ; il a pris par simple précaution de l'iodure de potassium pendant un mois ; il suit un nouveau traitement thermal qui ne provoque aucun accident.

IVe Obs. — Mme X... a été sujette, dans son enfance, à des accès d'asthme, et a eu la dysménorrhée. Elle s'est mariée à seize ans, a eu quatre enfants et fait deux fausses couches ; elle s'est bien portée jusqu'au printemps de 1866. A cette époque, elle vit apparaître dans la paume de la main droite une maladie caractérisée par l'épaississement de l'épiderme, qui se soulevait en écailles. Il y avait, de plus, des gerçures profondes et douloureuses ; en même temps, la malade eut des croûtes dans les cheveux, et ceux-ci commencèrent à tomber. Une personne étrangère à la médecine fit faire à la malade un traitement qui la guérit momentanément. Au printemps suivant, la maladie reparut, et les crises d'asthme revinrent plus fortes, quoique rares. Ces accès ne se présentent que lorsque la malade est enrhumée ; ils sont caractérisés par une gêne extrême de la respiration, qui dure un temps variable, et se termine par une expectoration abondante.

État de la malade au mois de juin 1867 : Femme forte, bien réglée ; la paume de la main droite offre un épaississement marqué de l'épiderme, qui se détache en squammes, et des gerçures assez profondes ; quelques papules sur les avant-bras et la jambe gauche. Un traitement thermal *intus* et *extra* est institué.

Huit jours plus tard, je revois la malade, et ne constate aucune amélioration ; mê.. ..e chose huit jours plus tard. La persistance du mal et sa tena.. ..nce plutôt à augmenter qu'à diminuer, son siége limité à la pau.. ..me de la main, me font revenir à l'idée que j'avais eue le premie.. .. jour que la malade m'avait consulté. Pressée de questions, elle fin.. ..t par m'avouer que, tout en ne s'étant point aperçue d'accidents .. spécifiques chez elle, il pouvait se faire qu'elle eût été malade sans s'en douter; elle croyait même se rappeler qu'à une certaine époque son amant avait eu une maladie dont il lui avait caché la nature. En présence de ces aveux, je ne pouvais plus hésiter; le traitement thermal fut continué, et j'y joignais l'usage du sirop de Gibert. Je pus bientôt constater une amélioration notable dans l'état de la malade; et lorsqu'elle quitta Luchon, quinze jours plus tard, le psoriasis palmaire avait à peu près disparu; le teint était plus coloré. La malade se trouvait très bien. Mme X... s'est bien portée depuis l'an dernier, et son médecin, qui ne croit point à des accidents syphilitiques, n'a pas employé de spécifique. Il y a 5 mois environ, elle a vu apparaître à la partie postérieure et inférieure de la cuisse gauche une tumeur indolore. Au printemps, le psoriasis palmaire est revenu. Purgations, sirop de Portal, puis acide arsénieux; le psoriasis disparaît en grande partie.

La malade vient me voir en juin 1868; il y a encore de la rougeur et des squammes dans la paume des mains. La tumeur de la cuisse est sous-cutanée et adhérente à la peau, qui est un peu rouge et amincie; elle a environ 6 cent. de diamètre. Sous l'influence du traitement thermal, tenté seul à cause de l'opinion du médecin ordinaire de la malade qui persiste à mettre en doute la syphilis, je vois les petites papules cornées de la paume des mains se développer et la peau rougir. La tumeur de la cuisse se ramollit au centre et s'ouvre en exhalant une petite quantité de sérosité jaunâtre. Le volume de la tumeur a un peu diminué.

Ve Obs. — Mme X... est atteinte depuis environ un an d'une syphilis qui a été intense et grave. Mercuriaux et iodure de potassium ont été employés pendant longtemps. Elle vient me voir en septembre 1867, et voici ce que je constate : état général assez bon; de chaque côté de la face, des oreilles au menton, s'étendent des croûtes larges, épaisses, au-dessous desquelles la peau est ulcérée; pareilles croûtes se présentent sur chaque épaule, sur le ventre et la fesse droite; un traitement thermal et mercuriel combinés produit de l'amélioration; les croûtes commencent à tomber, les ulcérations tendent à se cicatriser. La malade part dans ces conditions.

Elle revient à Luchon en 1868; pour tout traitement, elle a

pris quelques bains et un peu d'arsenic. Le mal est le même sur la face et a fait des progrès sur les épaules ; il s'agit bien évidemment de cette forme rebelle de syphilide, que l'on nomme pustulo-crustacée. Du 19 juin au 29 juillet, le traitement thermal est suivi régulièrement, et la malade prend successivement de la liqueur de Van-Swieten, puis une liqueur de Hardy, contenant du biiodure et de l'iodure de potassium ; l'amélioration obtenue est très faible. A ce moment, j'ordonne de continuer le traitement thermal et de prendre chaque jour 2 pilules de Belloste ; une amélioration rapide se manifeste, les croûtes tombent, les ulcérations se cicatrisent. La malade prend 40 pilules jusqu'au 27 août ; à ce moment, l'amélioration s'arrête ; j'ordonne la continuation des pilules, lorsque, après la quatrième, les parotides deviennent douloureuses ; il y a un peu de salivation. Je suspends le traitement spécifique et thermal : chlorate de potasse à l'intérieur, gargarisme chlorhydrique ; la salivation a disparu au quatrième jour.

La malade part de Luchon quelques jours après complètement guérie ; plus de croûtes, plus d'ulcérations. Depuis, elle a eu trois ou quatre pustules sur la face. Le traitement thermal a duré 71 jours, pendant lesquels la malade a pris 56 bains et bu 142 verres d'eau.

VIᵉ Obs. — M. X..., vingt-trois ans, m'est adressé de l'hôpital de Bordeaux, où il était aux payants. Il y a six ans, chancre ; depuis trois ans, maux de gorge avec plaques muqueuses, chute des cheveux, syphilides sur la face. Le malade n'a jamais pu tolérer une préparation mercurielle sans avoir, au bout de deux ou trois jours, de la salivation. Au moment où je vois le malade, il a des syphilides sur le front, les gencives sont rouges et un peu tuméfiées. Je n'hésite point cependant à ordonner de prendre, concurremment avec le traitement thermal, de la liqueur de Van-Swieten, en commençant par de faibles doses. Le malade peut continuer ainsi pendant un mois sans inconvénient, puis il se repose une quinzaine, et recommence ensuite. Les syphilides sont sensiblement diminuées.

VIIᵉ Obs. — Un Espagnol vint me consulter à Luchon le 5 septembre 1867 ; il est atteint depuis plusieurs années d'une maladie de la peau qui a résisté à des traitements très divers ; entre autres, diverses eaux minérales d'Espagne.

Le malade a, en outre, contracté un chancre induré il y a un an. Voici son état au moment dé mon examen : Malade maigre, à teint jaunâtre, pustules nombreuses sur le menton avec quelques tubercules, psoriasis palmaire, eczéma squammeux sur les jambes, pharynx douloureux, rouge, granuleux, amygdale droite hypertrophiée, luette œdématiée. Un traitement thermal approprié est institué; au bout de quinze jours, une éruption papuleuse, d'un |rouge foncé, se développe sur tout le corps ; le malade me fait voir un ganglion sous-maxillaire engorgé et douloureux, et je découvre dans le pharynx une ulcération assez large. Quelques jours après, un petit abcès se développe autour de l'ongle du gros orteil.

Le malade part bientôt après, conservant l'éruption cutanée et l'engorgement ganglionnaire ; le pharynx seul va mieux, et l'ulcération a diminué d'étendue. Le malade, avant de retourner en Espagne, veut aller consulter des médecins de Montpellier, et me prie de vouloir bien lui rédiger, à cet effet, une consultation. Mon opinion fut qu'il s'agissait d'une affection herpétique compliquée de syphilis, et je conseillai une médication appropriée. Ma manière de voir fut partagée par le professeur Boyer, de Montpellier, et le malade prit 200 pilules de Dupuytren et du sirop de salsepareille.

M. X... est revenu cette année à Luchon, en septembre; il il n'est pas reconnaissable; il a engraissé, ne souffre plus de la gorge, mais présente encore quelques petits points malades sur la langue; il offre, en outre, de l'eczéma squammeux sur le dos dos mains et sur les jambes. Il suit pendant 12 jours seulement un traitement thermal, et repart.

RÉFLEXIONS.

Les sept Observations que j'ai choisies parmi celles que je possède sont intéressantes à divers titres, et je dois dire quel a été mon but en les publiant.

La première Observation est un exemple de guérison de syphilis, constatée après un second traitement thermal, guérison qui persiste encore aujourd'hui. On y voit, de plus, que les eaux sulfureuses ne suffisent point pour guérir les accidents syphilitiques, et que pour ceux, par exemple, qui se présentent du côté de la gorge, un traitement local approprié est nécessaire.

La seconde observation a trait à une syphilis douteuse la première année, plus accentuée la seconde, et sensiblement améliorée par l'usage simultané du traitement thermal et des spécifiques, mais persistant encore la troisième année et se montrant sous forme d'une hydarthrose, que le traitement thermal amende promptement; le malade n'est point encore entièrement guéri.

La troisième observation offre un cas de syphilis aggravée par un traitement thermal, qui provoque une violente poussée. Le malade revient guéri l'année suivante, et un second traitement thermal ne fait développer aucun accident nouveau; enfin, la guérison persiste et est constatée deux ans plus tard.

Dans la quatrième Observation, il s'agit d'un cas d'herpétisme, compliqué de syphilis, qu'un traitement mixte a amélioré notablement. L'abseuce d'amélioration de l'affection cutanée *(psoriasis palmaire)*, je dirai même son aggravation, m'avaient porté à concevoir des soupçons, que les réponses de la malade ne sont pas venues détruire. Après le traitement thermal, le médecin ordinaire, ne partageant pas ma manière de voir, se borna à l'emploi de l'arsenic. J'ai revu cette malade cette année; le psoriasis est à peu près dans le même état, mais une tumeur, développée à la partie postéro-inférieure de la cuisse gauche, tumeur que je regarde comme une gomme, a semblé venir me donner raison. Désireux de me rendre à l'opinion de mon excellent confrère, je n'ai ordonné à la malade qu'un traitement thermal, sans y joindre l'emploi des spécifiques, qui me semblaient cependant indiqués. Le résultat obtenu a été à peu près nul, et je me propose de ne pas perdre de vue cette intéressante malade.

L'Observation V, qui a pour objet une femme, est une syphilis qui a été grave et qui a résisté à tous les traitements qui ont été mis en usage. Une première saison, suivie en 1867, a eu de faibles résultats, et la malade est revenue se mettre entre mes mains cette année. Du 19 juin au 29 juillet, malgré un traitement énergique et que j'avais tâché d'approprier à la nature des accidents (syphilides pustulo-crustacées fort étendues), je n'avais pour ainsi dire rien obtenu, lorsque j'eus l'idée de remplacer les divers mercuriaux et l'iodure de potassium, que j'avais employés en vain, par des pilules de Belloste, dont la malade prit deux par jour. L'amélioration fut prompte, et au bout de vingt jours la guérison était presque complète. Je voulus encore persister, mais, à la quarante-quatrième pilule, il se développa une salivation légère qui me fit arrêter le traitement; la malade guérit promptement et sans nouvel encombre.

Voici donc un exemple de syphilis grave, avec éruption rebelle, qui a guéri après un traitement mixte, mais fort long; car il ne faut pas oublier que la malade a pris, en 71 jours, 56 bains, et bu 142 verres d'eau.

Mon collègue et ami Lambren, à qui j'avais raconté ce fait, s'est bien trouvé du même traitement dans un cas de syphilis rebelle.

L'Observation VI, comme l'Observation IV, est un exemple de syphilis unie à de l'herpétisme. Le traitement thermal a donné lieu à une poussée, les accidents syphilitiques se sont manifestés plus clairement, et un traitement spécifique est venu, en faisant taire les manifestations de la syphilis, permettre d'agir plus à l'aise sur des accidents herpétiques plus francs.

La septième observation, enfin, a pour objet un syphilitique qui ne pouvait supporter aucune préparation mercurielle sans voir se développer presque immédiatement la salivation, et auquel le traitement thermal sulfureux a permis de prendre avec avantage du mercure pendant plus d'un mois sans éprouver le moindre accident.

Des conclusions qui terminent la deuxième partie de mon travail, la plupart se trouvent corroborées par les observations que j'ai recueillies. Je ne doute pas que l'avenir ne me permette d'établir plus tard la vérité des autres.

La rareté des poussées chez les syphilitiques qui suivent un traitement thermal a déjà fait l'objet de quelques réflexions. Qu'il me soit permis de revenir encore sur ce fait important.

Les malades, ai-je dit pour l'expliquer, ont pris depuis trop peu de temps des anti-syphilitiques, et se trouvent encore sous leur influence.

Voici ce que l'Observation m'a appris à cet égard : J'ai noté 8 fois que les malades avaient suivi ce traitement depuis moins d'un mois, et j'ai fait moi-même usage de cette médication sur 11 sujets. 19 fois donc, à ma connaissance, et, si ma théorie est vraie, 19 fois sur 43 cas, les malades ne se seraient point trouvés dans des conditions convenables pour voir se produire une poussée. Il ne faut pas perdre de vue non plus l'idiosyncrasie des sujets, qui les rend plus ou moins propres à réagir sur l'action d'un traitement excitant, et rappelons-nous aussi que la plupart de ceux qui viennent se confier à nos soins sont en proie à un état cachectique plus ou moins prononcé, dû soit à la syphilis elle-même, soit à l'emploi prolongé des spécifiques.

Arrivé au terme de ce travail, j'ose espérer qu'on ne se sera point mépris sur le but que je me suis efforcé d'atteindre. Je n'ai point voulu établir que l'on doit envoyer aux eaux sulfureuses tous les syphilitiques, puisque beaucoup d'entre eux peuvent se passer de cette médication adjuvante. J'ai désiré seulement appeler de nouveau l'attention des médecins sur les ressources qu'ils pourront trouver dans la médication thermale sulfureuse, et j'ai cherché surtout à bien préciser les conditions dans lesquelles on est en droit d'attendre de son emploi judicieux des résultats que les spécifiques, employés seuls, ne sont pas ou ne sont plus en pouvoir de donner.

NOTE COMPLÉMENTAIRE

sur la transformation du bichlorure de mercure en présence du monosulfure de sodium contenu dans les eaux sulfureuses.
(Voir p. 51.)

Le bichlorure de mercure administré dans l'eau sulfureuse subit, ainsi que je l'ai dit dans le courant de ce travail, une transformation, en vertu de laquelle le bichlorure passe à l'état de sulfure noir de mercure, et le sulfure de sodium à l'état de chlorure de sodium. Il était important de connaître dans quelles proportions cet échange pourrait s'opérer. Voici des chiffres exacts que je dois à un chimiste habile, M. Prat :

1 gr. de sulfure de sodium contient 0,4103 de soufre, quantité qui s'unit avec 2,564375 de mercure.

Ce même poids de mercure s'unit avec 0,9088145 de chlore. Or, chaque gramme de sulfure de sodium exigera 3,4731895 de bichlorure de mercure pour former 2,974675 de bisulfure de même métal.

Par conséquent,

$$0^{gr}01 \text{ NaS} + 0^{gr}034731895 \text{ ClHg} = 0^{gr}02974675 \text{ SHg}.$$

Ou, en d'autres termes, 0,01 sulfure de sodium transformera 0,034 de bichlorure de mercure en sulfure.

Il est facile avec ce chiffre de calculer les quantités diverses de bichlorure que les eaux sulfureuses pourront transformer ; il suffira pour cela de connaître la quantité de sulfure de sodium qu'elles renferment elles-mêmes.

Bordeaux. — Imprimerie G. GOUNOUILHOU, rue Guiraude, 11.

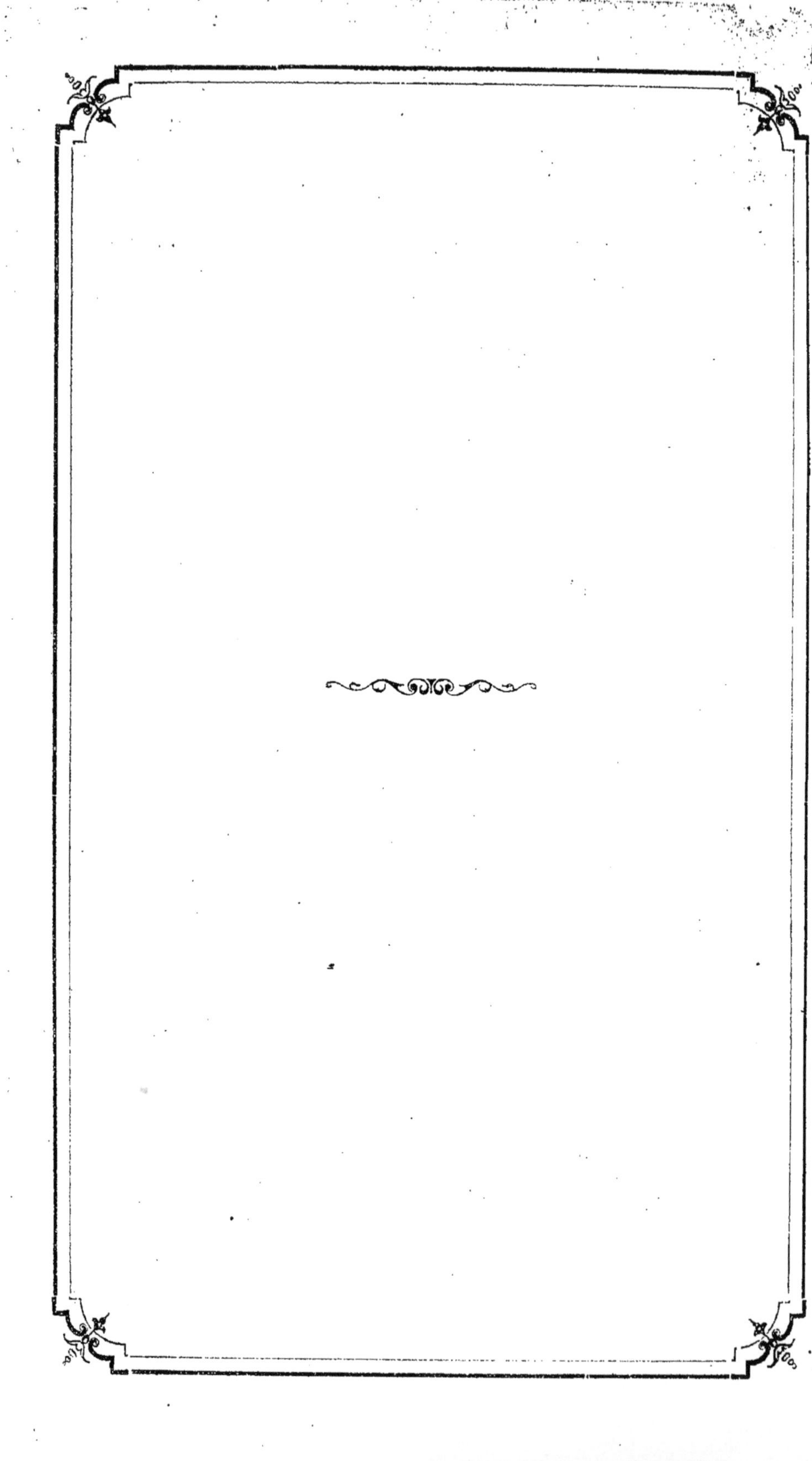

www.ingramcontent.com/pod-product-compliance
Ingram Content Group UK Ltd.
Pitfield, Milton Keynes, MK11 3LW, UK
UKHW020336130726
13696UKWH00003B/1375